口腔种植部分拔牙治疗技术
Partial Extraction Therapy in Implant Dentistry

口腔种植部分拔牙治疗技术
Partial Extraction Therapy in Implant Dentistry

亲爱的Meenakshi和Bhakti：

我们对如你们一样杰出的女性为改善我们生活所做的一切，表示感谢。

——Udatta Kher和Ali Tunkiwala

口腔种植部分拔牙治疗技术
Partial Extraction Therapy in Implant Dentistry

主编 （印）乌达塔·科尔（Udatta Kher）
　　 （印）阿里·通基瓦拉（Ali Tunkiwala）
主审 王佐林
主译 范 震 胥 春

北方联合出版传媒（集团）股份有限公司
辽宁科学技术出版社

图文编辑

刘　菲　刘　娜　康　鹤　肖　艳　王静雅　纪凤薇　刘玉卿　张　浩　曹　勇　杨　洋　许　彬

First published in English under the title
Partial Extraction Therapy in Implant Dentistry
Edited by Udatta Kher and Ali Tunkiwala, edition: 1
Copyright © Springer Nature Switzerland AG, 2020
This edition has been translated and published under licence from
Springer Nature Switzerland AG.
Springer Nature Switzerland AG takes no responsibility and shall not be made liable
for the accuracy of the translation.

图书在版编目（CIP）数据

口腔种植部分拔牙治疗技术 /（印）乌达塔·科尔
（Udatta Kher），（印）阿里·通基瓦拉（Ali Tunkiwala）主
编；范震，胥春主译. — 沈阳：辽宁科学技术出版社，2024.3
　ISBN 978-7-5591-3269-7

　Ⅰ. ①口…　Ⅱ. ①乌…　②阿…　③范…　④胥…　Ⅲ. ①
种植牙—口腔外科学　②拔牙　Ⅳ. ①R782.12　②R782.11

中国国家版本馆CIP数据核字（2023）第197402号

出版发行：辽宁科学技术出版社
　　　　　（地址：沈阳市和平区十一纬路25号　邮编：110003）
印 刷 者：深圳市福圣印刷有限公司
经 销 者：各地新华书店
幅面尺寸：210mm×285mm
印　　张：20.75
插　　页：4
字　　数：420千字
出版时间：2024年3月第1版
印刷时间：2024年3月第1次印刷
出 品 人：陈　刚
责任编辑：苏　阳
封面设计：袁　舒
版式设计：袁　舒
责任校对：李　霞

书　　号：ISBN 978-7-5591-3269-7
定　　价：398.00元

投稿热线：024-23280336
邮购热线：024-23280336
E-mail:cyclonechen@126.com
http://www.lnkj.com.cn

审译者简介
Reviewer & Translators

主审

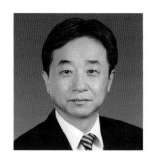

王佐林 同济大学长聘教授，主任医师，博士研究生导师。中华口腔医学会副会长，中国医师协会口腔医师分会第三届至第五届副会长；中华口腔医学会第四届口腔医疗服务分会主任委员，中华口腔医学会第五届口腔种植专业委员会主任委员；上海市医师协会口腔科医师分会第一届、第二届会长。《口腔颌面外科杂志》期刊主编。

主译

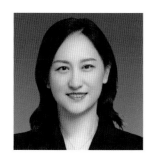

范震 副教授，主任医师，博士研究生导师。就职于同济大学附属口腔医院口腔种植科。中华口腔医学会口腔种植专业委员会常务委员；上海市口腔医学会口腔种植专业委员会副主任委员，上海市口腔医学会口腔修复学专业委员会委员。参编"十三五"和"十四五"规划本科教材《口腔种植学》、全国高级卫生专业技术资格考试指导《口腔医学》和习题集丛书《口腔医学习题集》、《口腔种植临床操作与技巧》以及《口腔种植学词典》；参译《G+全局美学》等图书。《口腔颌面外科杂志》、《中国口腔种植学杂志》、《口腔医学》以及《国际口腔颌面种植》（中文版）等期刊编委。

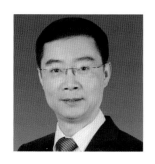

胥春 教授，主任医师，博士研究生导师。就职于上海交通大学医学院附属第九人民医院，口腔修复科主任；上海交通大学口腔医学院，口腔修复学教研室副主任。中华口腔医学会口腔修复学专业委员会委员；全国卫生产业企业管理协会数字化口腔产业分会专家委员会副主任委员；上海市口腔医学会理事，上海市口腔医学会口腔修复学专业委员会常务委员兼学术秘书，上海市口腔医学会口腔材料专业委员会常务委员。参编全国规划教材《口腔修复学》《口腔固定修复学》。《医用生物力学》《上海口腔医学》《口腔材料器械杂志》等期刊编委。

参译

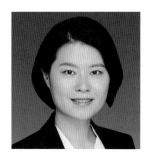

叶颖 副教授，副主任医师，口腔医学博士、医学理学博士。就职于同济大学附属口腔医院口腔种植科。毕业于北京大学及瑞典Karolinska Institute。中华口腔医学会口腔种植专业委员会委员，中华口腔医学会口腔生物医学专业委员会青年委员；上海市口腔医学会口腔基础医学专业委员会常务委员，上海市口腔医学会口腔种植专业委员会委员。参编《口腔种植临床操作与技巧》（人民卫生出版社）；参译《牙周与种植美学成形手术》（人民卫生出版社）。《临床牙科种植学及相关研究杂志》（中文版）编委。主持国家自然科学基金项目1项、省部级课题项目多项。

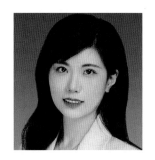

许舒宇 主治医师，口腔医学博士。就职于同济大学附属口腔医院口腔种植科。中华口腔医学会口腔种植专业委员会青年委员；上海市口腔医学会口腔美学及口腔全科专业委员会委员，上海市口腔医学会口腔种植专业委员会青年委员。参编《口腔种植临床操作与技巧》《口腔种植学词典》。发表SCI收录论文10余篇。主持、参与国家级及省部级课题项目8项。曾获BITC口腔种植病例大赛全国二等奖，上海市口腔医学会病例大赛二等奖。

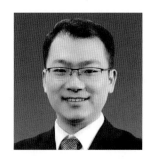

厉超元 主治医师，口腔医学博士。就职于同济大学附属口腔医院口腔种植科。中华口腔医学会口腔种植专业委员会青年委员；上海市口腔医学会口腔种植专业委员会青年委员，上海市口腔医学会口腔医学数字化专业委员会委员。主持国家自然科学基金青年项目1项。上海市"医苑新星"青年医学人才培养资助计划青年医师（专科），上海市"医苑新星"健康科普讲师。

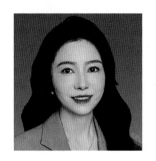

沈紫芸 主治医师，口腔医学硕士。就读于同济大学口腔医学院。中华口腔医学会口腔种植专业委员会会员，上海市口腔医学会会员。参译《G+全局美学》。发表SCI收录论文1篇，中文论文1篇。

审译者名单
Reviewer & Translators

主审

王佐林（同济大学口腔医学院/同济大学附属口腔医院）

主译

范　震（同济大学口腔医学院/同济大学附属口腔医院）

胥　春（上海交通大学口腔医学院/上海交通大学医学院附属第九人民医院）

参译（按姓名首字笔画排序）

厉超元（同济大学口腔医学院/同济大学附属口腔医院）

叶　颖（同济大学口腔医学院/同济大学附属口腔医院）

许舒宇（同济大学口腔医学院/同济大学附属口腔医院）

沈紫芸（同济大学口腔医学院）

序一
Forword

牙科的发展需要开拓者和创新者，以展望未来，不断开发新技术。牙齿修复治疗是牙科治疗中最重要的部分之一。患者需要依赖牙医的技术以减少对牙齿的破坏，将义齿的美学及功能发挥到极致。

本书着重讲解了过去20年间不断发展的微创治疗技术——部分拔牙治疗技术，并阐述其如何在现代牙科中得以应用。作为常规种植治疗方案之一，作者系统性地讲述了该技术的临床应用要点。

希望本书能帮助并引领新一代牙医去探索更多当代牙齿修复治疗的新方法。

Maurice Salama，DDS
美国，GA，亚特兰大
亚特兰大牙科诊所
Scientific Editor Dentalxp.com

序二
Forword

牙缺失引发一系列的变化导致了骨及软组织丧失。过去几十年，专家们提出多种治疗方案解决这些问题。但很多技术获得良好的治疗效果具有一定的偶然性，我们仍在努力寻找更加有预见性及可重复性治疗效果的技术——它们简单易掌握，能最大限度地使治疗效果最佳化，即使牙医缺乏丰富的临床经验，也可以通过使用该技术获得良好的治疗效果。本书是一个重要的里程碑，分步骤地指导牙医的临床操作，逐渐掌握这种可预见且重复性佳的治疗技术，有利于短期及长期保存骨及软组织。

毋庸置疑，本书将帮助那些希望为患者提供完善治疗的医生，让牙医能通过这些诊疗技术，为患者提供所期望的、理想的治疗方案。

部分拔牙治疗技术需要有一定的外科基础。通过阅读本书学习这些技术，直到能够拥有必要的自信将其应用于患者诊疗还任重道远。期望掌握这些技术，只阅读本书是不够的，还应该在学院跟随教师或导师完成系统的培训，并具备完成该治疗所需的器械和设备。不遵循这些原则将导致失败率增加，也会给医生带来挫败感。

部分拔牙治疗技术将改变你进行种植治疗的方式，令你的治疗效果获得惊人的提升。

Howard Gluckman, BDS, MChD（OMP）, PhD
南非，开普敦
牙种植与美容学院院长

前言
Preface

对于很多临床医生来说，种植治疗前在拔牙时特意保留一部分牙体组织是不可思议的。2012年，Narayan首次向大家介绍根盾技术时，我们本能地选择了忽略。因为这一技术听起来违背了种植治疗的基本原则。

在Dental XP（最大的在线教育门户网站之一）从事前沿诊疗工作的Maurice Salama、Howard Gluckman、Snjezana Pohl和Jorge Campos Aliaga鼓励我们关注种植中的"部分拔牙治疗技术（partial extraction therapy，PET）"这一理念。

在最初的几个病例中所获得的结果是令人赞叹的，各个方面都超越了我们早前病例的治疗效果。这激励我们在治疗中更加频繁地使用根盾技术，可惜这方面的文献太有限了。PET的创始人Howard和Maurice在整个方案中给予了我们全程的指导。

在过去的5年里，PET在全世界范围内得到了极大普及。随着临床医生热情的日益高涨，本书为临床医生提供了一套临床诊疗指南，以便获得持续成功的临床治疗效果，因为减少临床失误和有效管理并发症越来越有必要。

本书囊括了治疗手段的各个方面，强调了病例的纳入标准，并一步步展示了PET技术的操作方法。同时，还讲解了PET的3种形式——根盾技术（the socket shield procedure）、桥体盾技术（the pontic shield procedure）以及牙根埋入技术（the root submergence technique），也详细讲述了包括制作过渡修复体及最终修复体的过程。

PET早期应用者Sudhindra Kulkarni、Tarun Kumar和Payal Rajender Kumar将该技术的临床经验记录于本书中。T. V. Narayan是最早提出根盾技术的专家之一，编写了"部分拔牙治疗技术的生物学原理"的这一章。

任何一个新技术都需要多次磨合及改良才能建立相对完善的、具有可重复性的技术规范。世界上不论何地，任何一个医生遵循此方法都应能获得相近的治疗效果。我们感谢PET研究组中来自世界各地无私的医生和研究者们，他们讲授如何采用正确的方法完成该技术，在面对特定的、有争议的问题时帮助我们达成共识。

任何一个新技术都应着力于减少失败率、缩短治疗时间、降低费用而不影响最终治疗效果。PET是以患者为中心的治疗方法，除了满足上述要求外，还可以获得比现有技术更好的修复效果。鉴于PET技术的诸多优点，该技术必将成为种植诊疗中的主要技术之一。本书对PET及其细节做了全方位的介绍，以帮助临床医生能够在日常工作中应用此技术。

Udatta Kher、Ali Tunkiwala

中文版前言
Preface

如何在治疗中保存种植体周围软硬组织一直是口腔种植诊疗中的难点。学者们已经提出多种骨增量及软组织增量技术，用于保存和恢复种植体周的骨弓轮廓及软组织轮廓。这些方法常常为患者带来较大创伤，有时需多次手术才能获得良好的解剖外形。近几年提出的部分拔牙治疗技术为解决这一问题提供了新的思路。

Hürzeler等于2010年提出根盾技术，即对无法保留的牙齿去除牙冠，近远中向分根后拔除腭侧牙根，保留并修整唇侧根片后即刻植入种植体。Gluckman等将根盾技术应用于桥体部位，防止桥体部位的唇颊侧骨壁塌陷，称为桥体盾技术（the pontic shield procedure），并将其与根盾技术、牙根埋入技术共同命名为"部分拔牙治疗技术（partial extraction therapy，PET）"。这3种技术均通过保留部分牙根，从而保存牙根周围牙周膜，最大限度地保存唇侧骨壁，以达到减少牙龈退缩的效果。

应用部分拔牙治疗技术可以获得良好的修复效果，但其技术敏感性高，对操作者有一定的技术要求。本书针对病例选择、操作细节、临时修复体制作、最终修复体制作，采用图文结合的方式对以上3种技术的适应证、操作流程、操作技巧及并发症的处理等方面进行了详细的阐述。列举了多种类型的临床病例，基本涵盖了临床常见的诊疗类型。通过这种方式，使阅读本书的口腔种植医生能够切实掌握该技术的主旨和要义。

口腔种植学新理论及新技术的发展日新月异，我们的水平和经验有限，译文中疏漏之处在所难免，敬请各位同行和读者包涵、指正。感谢辽宁科学技术出版社将本书交由我们翻译，感谢陈刚总编辑、苏阳编辑和出版社其他老师对本书的顺利出版所付出的辛劳。同时也对引领我进入口腔种植专业并审阅全书的王佐林教授，以及共同完成本书翻译工作的几位同行、同事致以衷心的感谢！

范 震

2023年10月

目录
Contents

扫二维码查阅
参考文献

第1章 部分拔牙治疗技术的生物学原理
Biologic Rationale for Partial Extraction Therapy

T.V. Narayan, Sudhindra Kulkarni

摘要

部分拔牙治疗技术（partial extraction therapy，PET）是指拔牙时保留部分牙体组织在牙槽窝内，同期或延期植入种植体的一系列诊疗过程。该方法成功地"欺骗"了机体，使机体认为牙齿仍存在于骨内，骨组织的代谢过程不发生改变。该方法的理论依据源于束状骨丧失导致的牙槽骨吸收，保留附着于束状骨之上的牙周韧带将有利于牙槽骨的保存。本章将讲述牙周组织的生物学原理以及PET的发展过程。

1.1 导言

部分拔牙治疗是综合了一系列的术语来描述保留全部牙根或部分牙根，以保存种植体固位的修复体周围天然骨及软组织轮廓的方法。这些治疗方法包括：牙根埋入技术（the root submergence technique）[1]、根盾技术（the socket shield procedure）[2]、桥体盾技术（the pontic shield procedure）[3]以及牙槽窝保存的Glocker技术

（分阶段的根盾技术）[4]。本书将详细讲解上述技术。部分拔牙治疗的关键原理在于理解牙槽骨发育过程、束状骨以及牙齿丧失后骨高度、厚度的变化，这些都将在后续部分展开讨论。

1.1.1 牙槽骨

牙槽骨是牙齿的三大支持组织之一，与牙周韧带和牙骨质一起统称为牙周组织。牙槽骨由牙槽突和固有牙槽骨构成。在器官发生过程中，发育中牙齿的牙胚位于牙槽突内，随后发育成牙根。颌骨的牙槽突是独特的，因为它随着牙齿的萌出而发育，依靠牙齿的存在维持其自身的存在。一旦牙齿丧失，牙槽突也随之萎缩。牙槽骨由两片皮质骨及中间的松质骨组成。在一些区域牙槽骨可能很薄，缺乏松质骨（图1.1，图1.2）。

松质骨小梁间充满骨髓（图1.2a），早期行使造血功能，晚期形成脂肪。骨小梁表面衬有成骨细胞，它们负责形成骨。这些成骨细胞在骨基质中沉积形成骨细胞。骨细胞位于骨陷窝中，通

T.V. Narayan (✉)
Private Practice, Bengaluru, Karnataka, India

S. Kulkarni
Department of Implantology, SDM Dental College, Sri Dharmasthala Manjunatheshwara University, Dharwad, Karnataka, India

Private Practice, Hubli, Karnataka, India

© Springer Nature Switzerland AG 2020
U. Kher, A. Tunkiwala (eds.), *Partial Extraction Therapy in Implant Dentistry*,
https://doi.org/10.1007/978-3-030-33610-3_1

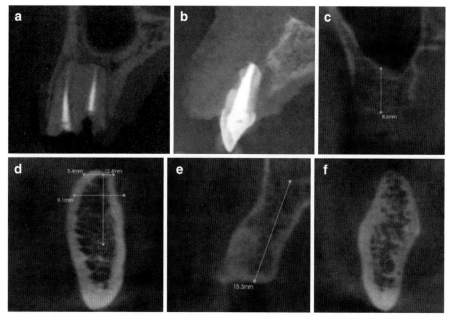

图1.1　不同形式的牙槽骨。（a）皮质骨板间缺乏松质骨。（b）牙周疾病导致牙槽骨丧失。（c~f）上下颌骨不同部位剩余牙槽嵴中可见边缘的皮质骨和中心的松质骨

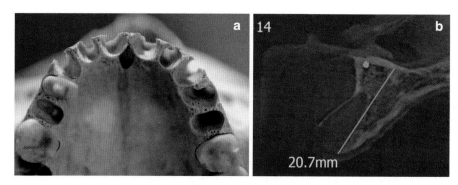

图1.2　（a）固有牙槽骨。拔牙方法不当会破坏壁薄的牙槽骨本体。多孔的骨髓腔也被称为筛状板。（b）CBCT显示拔牙创唇侧骨板很薄

过骨小管相互沟通维持骨的内环境稳态。破骨细胞负责骨吸收，常位于Howship吸收陷窝内。骨是动态组织，根据功能需要持续性进行骨形成和骨吸收。尽管骨代谢受激素的控制，但它容易因炎症、缺血和创伤的原因导致吸收。

固有牙槽骨是牙槽骨的一部分，位于牙根周围。固有牙槽骨为皮质骨，为牙周膜纤维提供附着且有营养管交通，因此也被称为筛状板。在某些区域牙周韧带纤维嵌入牙骨质和骨中发生钙化，这些纤维被称为Sharpey纤维，这类骨叫作束状骨。后续部分我们将详细讲述束状骨。

1.1.2 牙槽骨的发育

牙槽骨的发育开始于出生前，在分子信号和机械力的调控下，与下颌和上颌的骨膜内成骨相伴随，和乳牙列的发育严格同步。成骨细胞和破骨细胞参与牙槽骨的发育。同时，参与膜内成骨作用的成骨细胞来自牙囊的外间充质细胞，后者也参与牙周韧带和牙骨质的发育。这意味着在个体发育方面，牙周组织的3种结构有着共同的起源，牙槽骨与牙齿同源。这一点从牙齿脱落引起牙槽骨丧失中得到了充分验证。

下颌骨围绕下牙槽神经以膜内成骨方式发育。下牙槽神经位于下颌骨内，而骨壁向上延伸形成牙槽突。这个牙槽突将容纳发育中的牙胚。上颌骨的发育更加复杂。尽管和下颌骨一样，牙槽突包绕发育中的牙胚，但随着时间的推移，骨质将分隔牙胚产生牙槽窝。Kjaer和Bagheri在一篇经典的文章中描述了这一点[5]。

1.1.3 固有牙槽骨

固有牙槽骨随着牙齿的萌出开始发育。形成牙冠后，外胚层的间充质细胞分化为成牙骨质细胞，Hertwig上皮根鞘和牙囊间复杂的相互作用，促进了牙骨质的形成。同时，一部分其他外胚层

的间充质细胞分化为成纤维细胞形成牙周膜，另一部分细胞分化为成骨细胞形成固有牙槽骨和牙槽窝。上述过程是同时发生的，牙周膜纤维逐渐埋入牙骨质及固有牙槽骨中。

伴随牙根的形成，固有牙槽骨改建的同时牙周韧带也逐渐延伸。伴随牙齿的萌出，骨在牙根根方和冠方改建并沉积，增加了牙槽窝的深度。显然，固有牙槽骨随牙齿形成和萌出发育，在无牙或缺乏萌出力的情况下，牙槽骨发育就会受限。

1.1.4 束状骨

固有牙槽骨为Sharpey纤维提供附着。它们成束排列，在骨内钙化以提供牢固地附着。这部分固有牙槽骨称为束状骨。束状骨与相邻的包含牙槽突的板层骨融合。束状骨在牙齿移动和牙周病进展中起重要作用。了解束状骨是理解部分拔牙治疗基本原理的关键，因此我们将在这里进行深入的讲解。

已有文章报道在牙齿拔除后，束状骨丧失了来自牙周膜的血液供应，出现失用性吸收，在拔牙后几周内即出现拔牙窝体积减小[6-9]。Al Hezaimi及其同事[9]分析了猴颊侧骨的血液供应，确定颊侧骨板的血液供应来自牙槽窝侧牙周韧带、邻近的牙间骨和牙龈侧的骨膜上血管（图1.3）。他们还发现颊侧骨由束状骨和皮质骨组成，从冠部至根部骨的厚度并不均匀，最薄的区域在冠部。

这意味着牙周膜是维持束状骨和外侧皮质骨活性的关键因素，牙齿的缺失会破坏血液供应（图1.3），导致骨丢失。

英文牙科文献中被引用最多的一篇，是Araujo和Lindhe团队[6-8,10-11]发表的关于牙槽嵴尺寸变化的研究。实验犬拔牙后牙槽嵴改变分为两个阶段：第1阶段，发生在牙槽窝内，累及束状骨。由于牙槽窝颊侧大部分由束状骨构成，因此

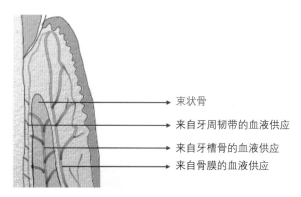

束状骨

来自牙周韧带的血液供应

来自牙槽骨的血液供应

来自骨膜的血液供应

图1.3　束状骨血液供应

该阶段骨吸收严重；第2阶段，两侧骨壁表面均出现骨吸收。

束状骨在舌侧的宽度为0.2~0.3mm（冠根方向），在颊侧的宽度为2mm，有时会跨越牙槽嵴近远中。研究发现，牙齿拔除后颊侧骨发生垂直骨吸收，至舌侧牙槽嵴顶根方平均1.9mm的高度。也许这并不能真正代表人类牙齿拔除后骨的变化，但确实为医生提供了令人信服的解释（图1.3）。

在2009年的一项系统综述中，Van der Weijden及其同事仅找到一篇证实该结论的报道，该报道由Nevins等编写。Nevins等发表的文章也是唯一一篇有关该领域的研究报道。该文章表明在牙齿拔除后骨宽度丧失3.87mm，高度丧失1.67~2.03mm[12-13]。

在2012年的另一篇综述中，Niklaus Lang的团队发现拔牙6个月后，颊侧骨水平方向丧失（3.79±0.23）mm、垂直方向丧失（1.24±0.11）mm，邻面骨丧失（0.84±0.71）mm[14]。

Chappuis[11]及其同事在一项基于CBCT的人类临床研究中发现，颊侧骨壁厚度≤1mm的薄骨板型患者牙齿拔除后出现快速垂直骨丧失（平均7.5mm），而颊侧骨壁厚度>1mm时，平均垂直骨丧失为1.1mm。这表明当骨板厚度>1mm时只有一

部分为束状骨，牙齿的脱落会导致牙槽窝侧的束状骨吸收，外表面骨并不丧失（图1.4）。

根据这些背景知识，很明显束状骨以及固有牙槽骨的存留都依赖于牙齿的存在。牙齿脱落会导致束状骨快速丧失，并随着时间的推延，牙槽骨其他部位骨也逐渐吸收。拔牙窝颊部牙槽嵴吸收显著高于舌侧[15-16]，正因为如此，颊侧组织丧失导致美学区治疗效果受到影响[6-7]。

20世纪70年代，Howell等学者的研究表明，在无牙颌义齿下方保留经过根管治疗的牙根，10年后观察骨吸收都很少。

为防止和/或减少牙齿拔除后产生的骨吸收，学者们提出了多种处理方法，如即刻种植[10,17-18]、牙槽窝位点保存[8,19-22]以及应用屏障膜[18-19]。然而，目前尚无真正能够保留牙槽骨和/或牙槽窝骨质再生的有效方法[7,19-23]。

牙周膜及颊侧束状骨丧失是拔牙后牙槽骨吸收的主要原因。因此，保留部分牙根，可以保存其相对应骨组织的理念随之出现。

在此理念引导下，Filippi等[24]的研究表明随着牙齿的保留，骨组织也保存下来，在骨内的牙根上方可以观察到骨及牙骨质的形成。

2007年，Salama等[1]通过保留牙根，维持了美学区种植体与天然牙间桥体下方的骨高度及骨

宽度。

Davarpanah和Szmukler-Moncler[25]发表的文章报道了埋伏阻生牙的另一种处理方法。选择临床检查及影像学检查均为健康的埋伏阻生牙，它们均位于拟植入位点，且位置较深不与口腔相交通。建议直接植入种植体，并与埋伏阻生牙根相接触，代替创伤较大的拔牙治疗。他们为6名患者植入了7颗种植体，每颗种植体均与埋伏阻生的余留牙根相接触。治疗效果是令人满意的，只有1名患者种植位点有少量骨丧失。尽管研究的样本量很小，但研究证明在种植体周围保留健康的牙根是有益的，该研究是PET历史上的一个重要里程碑。

2010年，Hürzeler等[2]利用比格犬作为实验动物进行了一项研究，以证明牙根的保留有助于维持牙槽骨的体积。他们采用釉基质衍生物填补植入物和保留的牙根之间的间隙。他们的研究表明，该方法在组织学上形成和维持了牙槽骨上方的结缔组织，沿根面有牙骨质形成，在牙根与骨面间没有上皮向下迁移。作者描述了根盾技术，如图1.5的方法预备了根盾后，在根盾与骨之间植入种植体。研究表明，保留牙根不仅不会影响骨结合，还有利于保留颊侧骨组织轮廓。这证明可以采用根盾/PET预防颊侧组织的丧失。

2013年，Bäumer等[26]首次报道了垂直分离比格犬颊侧牙根，并植入种植体后骨的组织学、临床和体积变化的数据。在研究中，他们移除了牙根腭侧部分，然后把颊根分成两部分。不添加任何釉基质材料，将种植体植入到保留的牙根与腭侧骨之间。4个月后，对实验动物进行组织学观察。在根片与种植体间产生了新生骨组织。根片紧密附着于颊侧骨板上，没有颊侧骨吸收的表现。所有部位都愈合良好，临床上也看不到有炎症的迹象。该方法维持了良好的颊侧骨轮廓，保存了骨体积。这是PET发展过程中的重要文献，证明该方法能在种植体和根之间形成骨，且对种植体和牙根均无副作用。

同年，Kan等发表在美学区采用邻面盾维持

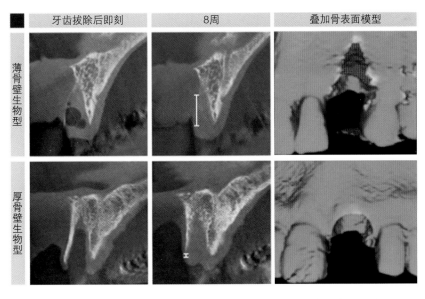

图1.4　颊侧骨壁厚度≤1mm的薄骨壁生物型，术后进行性骨吸收，8周时平均垂直骨吸收7.5mm，牙根颊侧62%骨高度丧失。厚骨壁生物型则与之完全不同，当骨壁厚度>1mm时，颊侧正中部位垂直骨丧失仅1.1mm，或仅9%垂直骨高度丧失。邻牙健康的单颗牙缺失，骨吸收主要发生在牙槽窝中央，不翻瓣拔牙时，邻面骨高度在愈合8周后几乎保持不变[11]（图片应用已获得Chappuis教授授权[12]）

牙间软组织的报道。尽管只是病例报告，但这一方法为利用精心制备的牙根保留种植体周围组织提供了可能。

2014年，Glocker等在3个病例中使用了改良的根盾技术。他们制备了根盾，并未即刻种植，选择了在6个月后植入种植体。他们发现3个病例颊侧骨板均保存良好。这种技术现已成为部分牙被拔除后不能即刻种植时的一种可行的替代方法。

同年，Sirompas等创造了"根膜技术（root membrane technique）"一词，用于描述有意保存部分牙根防止颊侧骨吸收的方法。根膜技术与其他技术的区别在于让种植体与保留的牙根直接接触。他们公布了46名患者种植修复体负载5年后的临床和放射学随访结果。种植成功率达到100%，其中1例牙根吸收但未影响到种植体。

2016年，在一篇重要的技术性文章中，Gluckman等创造了"部分拔牙治疗技术（partial extration therapy，PET）"一词，将牙根埋入技术、根盾技术、桥体盾技术统称为部分拔牙治疗技术（partial extration therapy，PET）。图1.6显示

了几种技术的差异。Gluckman等于2017年发表的文章第2部分内容中描述了部分拔牙治疗的操作步骤及技术要求。

在这一点上文献已证实，保留的部分牙根能防止颊侧骨吸收，从而保存良好的组织轮廓。注意应完全去除牙齿根尖部分，在根盾舌侧及根方不能余留根管充填材料。

2017年，Gharpure和Bhatavadekar在一篇针对已有的根盾技术进行分析的文献综述中，对该技术的长期疗效表示了怀疑。一项新技术要经过数年甚至数十年才能逐步改进并获得认可。他们对当时非常有限的文献回顾为时尚早。动物学、组织学以及长期的病例研究均证实骨组织在PET的保护下获得了良好的保存，对于临床医生来说这一方法是有合理的科学依据的。PET成为种植治疗的可选择方法之一只是时间的问题。我们会看到全球越来越多的临床对照试验以及组织学研究证实这一方法的优点。

2018年，Sirompas等发表了即刻种植中应用根膜技术10年的临床回顾性研究。182名患者采用根膜技术+即刻种植技术，共植入250颗种植

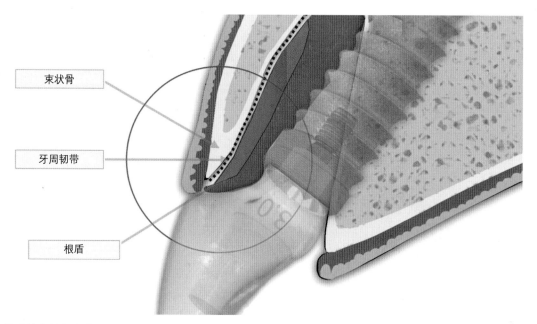

束状骨

牙周韧带

根盾

图1.5 根盾技术保留束状骨

体（上颌230颗，下颌20颗），平均随访时间为49.94个月，共5颗种植体失败。10年累计种植体存活率分别为97.3%（种植体水平统计数据）和96.5%（患者水平统计数据）。这是最近的一篇有关PET长期临床效果的文献，其结果有重要意义。2018—2020年的其他文献主要是以病例报告的形式发表。

作为这门科学和艺术的实践者，本书的作者认为PET有很高的临床证据支持。本书作者在循证医学的基础上详细描述了PET手术的操作步骤并使其具有可重复性，便于读者将该治疗方法应用于日常诊疗工作中。

1.2　部分拔牙治疗技术

牙根埋入技术（the root submergence technique，RST）：在固定桥或种植体支持固定桥桥体下方保留健康的牙根（图1.6a）。

根盾技术（the socket shield procedure）：保留紧邻颊侧骨的部分牙根以保持唇侧骨和软组织轮廓。唇侧的牙根片在本书所有章节中都被称为"盾"。同期在根盾腭侧植入种植体以支持上部结构（图1.6b）。

桥体盾技术（the pontic shield procedure）：保留紧邻颊侧骨的部分牙根。采用带有或不带有骨替代材料的天然骨组织填入拔牙窝。其目的是

为防止未来桥体区域骨塌陷（图1.6c）。

部分拔牙治疗技术发展的时间线如图1.7所示。

1.3　PET中根盾转归的组织学证据

Hürzeler等[2]在动物模型中进行的原理性研究表明，保留牙根的同时使用釉基质蛋白衍生物（Emdogain，Strauman，巴塞尔，瑞士）处理牙根的牙本质面并不影响骨结合。没有上皮向下生长，种植体的冠方0.5mm范围内有结缔组织和结合上皮。牙本质表面有牙骨质形成，也可见有类牙骨质及成牙骨质细胞，没有破骨细胞。即使在植入的种植体距离牙齿较近的区域，也可以见到牙骨质，在螺纹的间隙中可以见到非晶态的矿化组织。

Bäumer等[26]进行了类似的动物实验研究，但没有应用釉基质蛋白衍生物（EMD）。他们发现在种植体与牙本质间隙内有新骨形成，根盾舌侧可见种植体骨结合。骨质充满螺纹间隙。在种植体接触牙齿的部位，没有观察到吸收。

Zhang等[27]进行了一项动物实验。将实验对象分为4组，分别为：拔牙组、拔牙+Bio-Oss胶原牙槽窝保存组、仅进行根盾（SS）组，以及SS+Bio-Oss胶原组。研究发现与未保留根盾组相比，保留根盾组牙槽窝内有更多量的骨及更好的骨小梁形态。

Guarnieri[28]、Schwimer[29]和Mitsias[30]3名学者

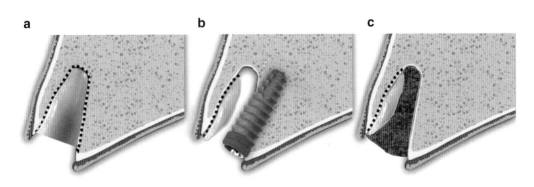

图1.6　各类PET示意图。（a）牙根埋入技术。（b）根盾技术。（c）桥体盾技术

偶然发现了根盾的人体组织学表现。

Guarnieri等[28]在一例失败的种植病例中，发现种植体偶然性地与折断的牙根相接触，在种植体与牙根之间观察到细胞牙骨质和牙骨质细胞。这并非是我们所知的根盾技术。他们认为牙骨质的形成与炎症反应、牙根脱位，以及随之而来的冠向移位有关。这并非是我们期望根盾周围发生的现象，只是残留下来的稳定的碎片而已。

Schwimer等[29]发现在牙本质与种植体之间，沿种植体周围均有骨形成。

Mitsias等[30]报道一名患者采用根膜技术植入种植体，在修复体行使功能5年后，患者由于严重的事故需要摘除一部分上颌骨。他们对种植体及其周围组织进行了详细的组织学分析后发现：

（1）种植体与牙根之间、种植体袖口处有骨小梁及成熟的骨组织。根膜与颊侧骨板完好无损，没有任何吸收的迹象。

（2）在冠部牙根和种植体之间的结缔组织内没有炎性浸润。

（3）在牙根的根尖部观察到牙骨质从余留的牙根迁移到种植体表面。

鉴于以上证据，很容易推断出根盾和种植体之间会有成骨及骨结合。在牙槽嵴顶区域有非炎性的结缔组织附着，根尖区有不同程度的细胞性牙骨质，尤其是种植体与牙根片相接触的时候。

PET应用于口腔种植中能够获得成功的治疗效果，已被临床及组织学证据证实（图1.7）。

在拔牙窝颊侧保留部分牙根附着于牙周韧带上，使机体认为牙根仍然存在，束状骨和颈部牙龈依旧可以从牙周膜获得血液供应，从而保存

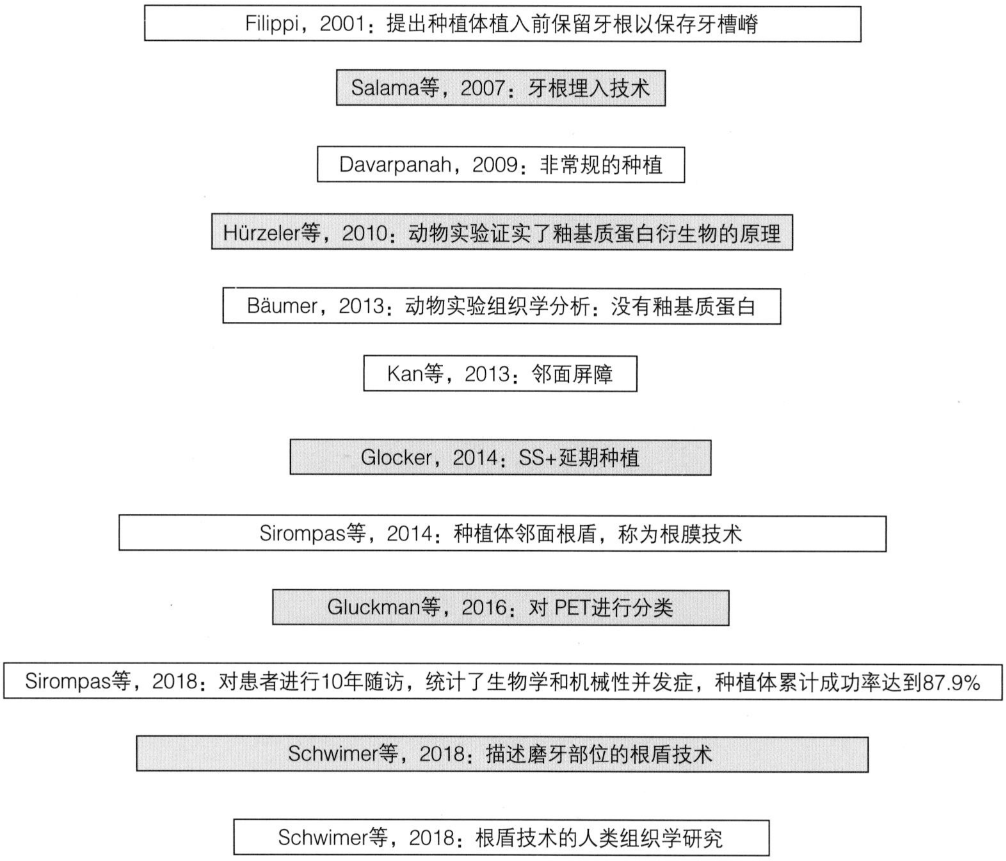

Filippi，2001：提出种植体植入前保留牙根以保存牙槽嵴

Salama等，2007：牙根埋入技术

Davarpanah，2009：非常规的种植

Hürzeler等，2010：动物实验证实了釉基质蛋白衍生物的原理

Bäumer，2013：动物实验组织学分析：没有釉基质蛋白

Kan等，2013：邻面屏障

Glocker，2014：SS+延期种植

Sirompas等，2014：种植体邻面根盾，称为根膜技术

Gluckman等，2016：对PET进行分类

Sirompas等，2018：对患者进行10年随访，统计了生物学和机械性并发症，种植体累计成功率达到87.9%

Schwimer等，2018：描述磨牙部位的根盾技术

Schwimer等，2018：根盾技术的人类组织学研究

图1.7 部分拔牙治疗技术发展的时间线

了软硬组织轮廓，这一现象称为"生物学欺骗（biologic cheating）"。这是根盾技术的原理[3]及其他保存牙槽嵴的衍生技术（如桥体盾技术和Glocker技术[4]）的基础（图1.8）。

即使疑难病例也可以使用PET获得出色的美学和功能效果。PET及传统种植方法的比较如图1.9所示。

图1.8　采用根盾技术进行种植修复，术后1年随访可见在颊侧根盾和种植体之间充满了骨组织，在颊侧骨板和牙根之间有完整的牙周膜保留，骨甚至覆盖了颊侧根片的冠方

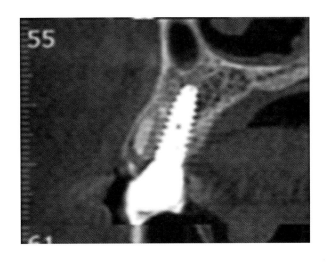

图1.9　PET位点（21）和常规种植位点（11）相比，两者的轮廓差异相当显著

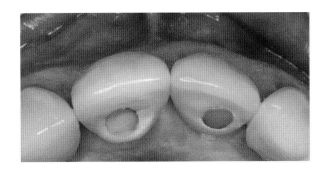

1.4　总结

自Brånemark教授提出骨结合的概念已经超过50年。医生们更加注重机体对种植体的接受程度。临床医生为患者制订适宜的治疗方案。种植修复体与天然牙非常接近。尽管PET的概念刚刚被大家接受，但我们认识到采用这种方法可以使我们获得与天然牙类似的修复效果。此概念的生物学基础以及现有的临床和组织学证据使临床医生能放心地在诊疗中应用这种治疗方法。后续各章将详细讨论PET在颌骨不同区域种植治疗中的效果，以及失误和并发症的来源与处理。

致谢

绘图：Udatta Kher

第2章　根盾技术外科操作程序
Surgical Technique for Socket Shield Procedure

Udatta Kher

摘要

　　根盾技术是一项拔牙后种植的新技术。自该技术出现以来，学者们已经提出了许多改良版的根盾技术以及即刻种植方案。本章将以示意图及典型病例的形式，详细介绍最先进的根盾技术手术分步操作方法，并列出该技术所要用到的手术器械。章节末附有常见问题的解决办法，以减少错误的发生。

植、椅旁制作临时修复体以及种植体周围软组织处理等。临床医生应该熟练地掌握各种医用生物材料的使用方法（如骨替代材料和胶原膜等），以便在PET中遇到未预料到的并发症时可以及时处理。

　　被选择用作根盾技术的患牙适用于即刻种植。此类病例选择的标准与禁忌证的阐述见第3章。

2.1　导言

　　当今很少有比根盾技术更能引发口腔种植领域临床医生兴趣和好奇心的治疗方法。自从2010年Hürzeler等报道该技术以来，其一直在不断被改进[1]。部分拔牙治疗技术（partial extraction therapy，PET）包括牙拔除后立即植入种植体的根盾技术。PET与最初的根盾技术不尽相同，本章将对此进行详细论述。PET需要利用部分拔除的牙制备一个根盾，后续需要对根盾进行塑形等处理，从而有利于种植体的植入以及临时修复体的制作。其治疗目标是实现患者对美学和功能的要求，获得令人满意的修复效果。这些操作具有较高的技术敏感性，应由在各方面均接受过培训的临床种植医生进行操作，如微创拔牙、即刻种

2.2　诊断工具

　　口内根尖片和可显示横截面影像的CBCT是必要的诊断工具。临床医生可以通过影像学检查测量牙根的长度，并观察牙根周围的牙槽骨形态。还需要制取石膏研究模型，以分析患者的咬合方案，有助于最终修复方案的制订。

2.3　根盾预备指南

　　部分拔牙治疗中，根盾预备的操作步骤非常严格，需要极其注重细节。根盾预备中的错误会不利于种植体及周围牙槽骨的长期存留。理想的根盾设计需要遵守指南进行（图2.1，图2.2），制备中一些方法的改良将在后续章节中介绍。

U. Kher (✉)
Only Smiles Dental Centre, Mumbai, India

© Springer Nature Switzerland AG 2020
U. Kher, A. Tunkiwala (eds.), *Partial Extraction Therapy in Implant Dentistry*,
https://doi.org/10.1007/978-3-030-33610-3_2

理想的根盾制备方法如下：

（1）不保留根尖区域的牙体组织。根盾预备必须确保彻底去除根尖及残留牙体组织[1]。

（2）根盾必须保持稳定，在制备结束时保持固定不移动。任何移动最终都会导致根盾感染、挤压或吸收，最终失败[2]。

（3）根盾应足够薄，以免与种植体之间有任何接触[3]。但应注意过薄的根盾容易发生移动或迁移。

（4）根盾的厚度应足够，以抵御与唇侧骨壁脱离，但不能过厚以免干扰种植体的植入[4]。较厚的根盾在种植体植入后有与之接触的可能。

理想的根盾设计和尺寸应满足以下几点要求（图2.1，图2.2）：

（1）不应有牙根的腭侧或根尖部分余留。

（2）长度约为原始牙根的2/3或至少为8mm（以较大者为准）[5]。

（3）宽度约为牙根的颊舌向宽度的1/4或至少为1.5mm（以较小者为准）。另一种厚度的参考方法为：在唇侧骨板至根管之间距离的1/2处切开[6]。

（4）形状需顺应唇侧骨板近中至远中的弯曲度。

（5）唇侧应修整至与牙槽嵴顶骨高度一致[7]。

（6）内部外形应呈斜面或"S"形曲线[8]。

遵循这些准则有助于防止并发症的发生（见第10章）[8]。

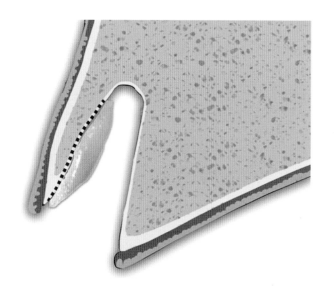

图2.1 横截面显示理想的根盾设计

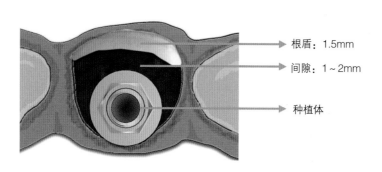

根盾：1.5mm

间隙：1～2mm

种植体

图2.2 咬合面显示理想的根盾设计、种植体位置及种植体与根盾之间的间隙

2.3.1　手术器械

根盾预备需要以下器械（图2.3，图2.4）：

（1）高速涡轮机，配合长柄钨钢合金车针。

（2）各种直径的长柄球形金刚砂车针。

（3）橄榄球形金刚砂车针。

（4）Zekrya推龈器。

（5）尖头牙挺。

（6）弯头止血钳。

（7）骨刮匙。

许多公司提供个性化工具盒，这些工具盒中有各种类型的车针以供选择，包括金刚砂车针，使得根盾的制备更容易操作（图2.5）：

（1）PET工具盒（Brassler）。

（2）根膜工具盒（Megagen）[3]。

（3）PET工具盒（Komet）[9]。

（4）PET工具盒（Megagen）。

其余器械与常规植入种植体和进行临时修复的器械相同。

2.3.2　操作步骤

本章介绍了上颌中切牙外科部分的操作过程。上颌侧切牙外科部分的操作过程与其相似。尖牙、下颌牙和多根牙需要对操作过程稍做改动

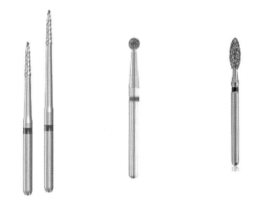

长柄钨钢合金车针　长柄球形金刚砂车针　橄榄球形金刚砂车针

图2.3　用于根盾预备的车针

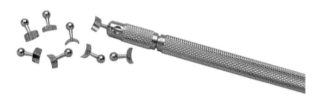

图2.4　Zekrya推龈器

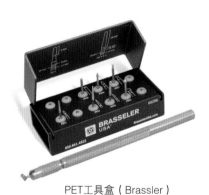

PET工具盒（Brassler）

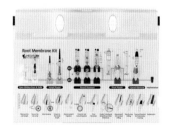

根膜工具盒（Megagen）

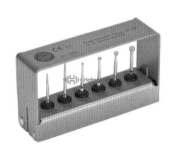

PET工具盒（Komet）

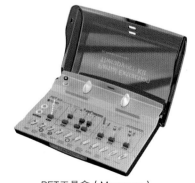

PET工具盒（Megagen）

图2.5　根盾预备工具盒

（见第5章和第6章）。操作过程包括以下5个主要步骤：

- 分根（部分拔除）。
- 预备根盾。
- 植入种植体。
- 间隙的处理。
- 关闭创口。

步骤1：分根（部分拔除）

在局部麻醉下进行根盾操作。

可以不翻瓣或进行传统翻瓣下的手术操作。若拔牙窝直径足够大，可以直接进行分根及根尖的拔除，推荐不翻瓣手术。有足够文献证据表明，翻瓣后由于骨膜与下层骨板分离，骨膜供血减少，可造成唇侧骨板吸收[10–12]。若拔牙窝直径较小、多颗牙需处理或术者经验不足，操作较困难时，最好翻瓣下进行手术，术野更清晰。在常规种植治疗中，翻瓣通常会引起轻微的唇侧骨板吸收。

但在根盾或部分牙拔除的病例中，由于牙根依然存在，骨板与根盾附着，骨高度依然得以维持。因此，只要按照根盾制备指南中的流程操作，翻瓣手术不会影响最终治疗效果[13–14]。

首先，使用测量设备在CBCT或在较精确的根尖片上测量牙根长度。在未进行过根管治疗的牙齿中，可以使用根长测量仪测量牙根长度。

然后，在水冷却下使用涡轮机，用较短的钨钢合金车针截断牙冠部分，用长柄钨钢合金车针从冠状面截断唇侧和腭侧牙根。自根管内入路截断整个牙根部分。可以用根管锉在分根之前去除根管内残留物，并通至根尖。利用根长测量仪准确地测量牙根长度。这一步可以避免根尖周骨组织在截根及预备根盾时被无意中破坏。在车针接近根尖时，方向略向唇侧偏，可以整齐地沿近远中向分开牙根。车针沿近远中向来回轻扫，以分开颊侧和腭侧牙根（图2.6，图2.7）。近远中向必须完全切开，使腭侧部分牙根完全与唇侧部分分离。目的是在完全拔除腭侧及根尖部分牙根的同时，唇侧部分牙根依然牢固地附着在唇侧骨板上。有时根尖部分牙根被拔除，但腭侧片依然留在牙槽窝内。这种情况下，需使用与牙根长度相同的长柄车针或直手机上的球形车针小心地钻磨出根尖。注意不要在唇侧骨板上穿孔或开窗。由于单根牙的横截面为三角形，因此较宽的横截面易导致邻牙或骨壁的损坏。拍摄根尖片有助于在术中确定截根的正确路径及深度。

最后，截根完成后，用尖锐的牙挺小心地将腭侧根片挺出。牙挺的尖端应位于腭侧骨板与

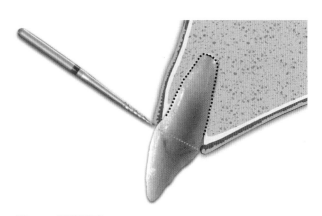

图2.6　截断牙冠

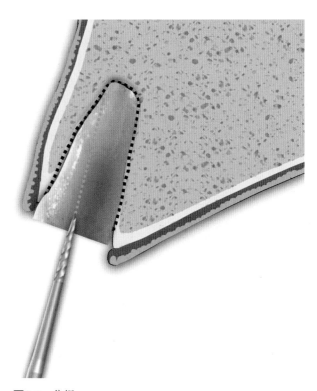

图2.7　分根

腭侧根片之间。一定不要将牙挺置于腭侧根片与唇侧根片之间，易导致唇侧骨板意外折断或唇侧根片松动。对腭侧根片轻轻加力使之松动（图2.8）。若唇侧和腭侧分离完全，腭侧牙片会较容易取出。将一根手指放在唇侧骨板处，以感觉唇侧牙片的动度。若腭侧牙片难以松动，需检查近远中横截面是否完全截开。腭侧根片一定要在近远中向完全截开后取出。不完全的截断会导致唇侧牙片松动或整个牙根完全被拔除，最终将导致手术失败。

松动的腭侧牙片用尖头拔牙钳或弯止血钳取出。在理想情况下，拔除的牙片是包含根尖部的。如果根尖部未被拔除，以上述的方法用长柄钨钢合金车针小心钻磨。此步骤之后，进行根尖片检查确保根尖已完全去除。任何可见的高密度影根管充填材料必须都去除，这样在根盾预备过程中才能将所有根管内容物清除干净。

步骤2：预备根盾

手术器械：

（1）推龈器。

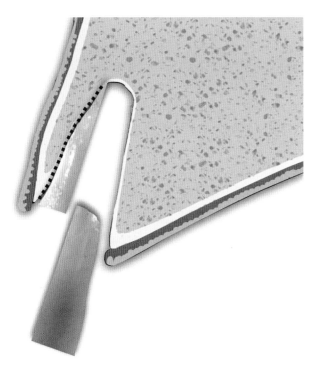

图2.8　拔除腭侧根片

（2）各种直径的长柄球形金刚砂车针。

（3）橄榄球形金刚砂车针。

拔除腭侧根片以后，用较大的球形金刚砂车针以200000r/min的速度将根盾修整到与骨平齐的水平，同时用较小的推龈器或类似的器械在钻磨时保护软组织（图2.9）。用同样直径的球形金刚砂车针在冠状面将根盾打磨变薄。理想的厚度约为1.5mm，另一种参考厚度为根管至唇侧边缘厚度的1/2。实际上，根盾需要足够厚以抵抗吸收；同时又足够薄，留出充足的空间，从而在植入理想直径的种植体时不会接触到根盾[3,13-14]。下颌切牙根盾需要特别薄，有时甚至<1.5mm，从而为植入较窄直径的种植体留出空间。上颌尖牙的根盾可以略厚，以便容纳种植体，并在种植体与根盾之间留出理想大小的间隙。

根盾须自近中颊侧延展至远中颊侧，并顺应唇侧骨板轮廓曲线[5]。根盾唇侧中间部分应该制备得较薄，避免与种植体接触。Schwimer等的病例报告中，组织学证据表明根盾和种植体之间的结合处存在活性骨组织[15]。然而，作者认为在根盾和种植体之间留出间隙，可以避免根盾受到种植体的挤压。但就算尽最大的努力，也可能无法避免种植体在根尖1/2处与根盾有接触。

下一步是用橄榄球形金刚砂车针在根盾内侧制备出一个斜面，形成"S"形（图2.10）。这一步为修复基台的位置提供空间，并且为临时冠提供良好的穿龈形态。其目的是确保基台和临时牙冠与根盾没有接触。这个空间有利于软组织在根盾上方形成，并将根盾与口腔环境隔离，有助于在种植体的颈部周围形成健康软组织的袖口（图2.10，图2.11）。

根盾预备完毕后，用生理盐水彻底冲洗牙槽窝，以冲洗掉残留的牙体组织或牙胶材料。用小型骨刮匙清洁根尖部分。此时，需进行根尖片影像学检查，以确保牙胶和根尖组织的所有残留物清除干净。

随后准备进行种植窝预备及植入种植体。

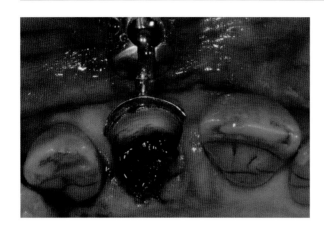

图2.9 保护软组织

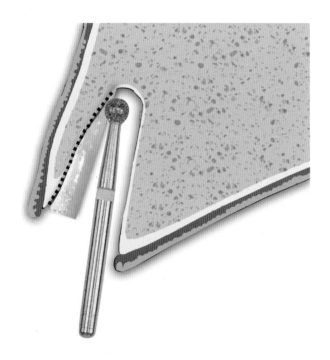

图2.10 用较大的球形金刚砂车针将根盾打磨变薄。在根盾根尖部分打磨

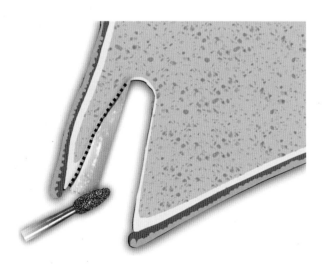

图2.11 在根盾内侧制备出斜面

步骤3：植入种植体

为了最终修复体获得理想效果，必须在近远中、冠根向和颊腭向确定正确的三维位置植入种植体[16-18]（图2.12~图2.14）。

备孔时定点于牙槽窝腭侧的骨壁上，如果腭侧骨板骨量充足，进入位点定点在腭侧牙槽嵴顶根方3~4mm处。若腭侧骨板厚度不足，定点需向根方迁移。Gluckman等在指南中建议，定点位置应按照即刻种植时植入种植体定点位置选择。

根据牙齿在牙槽窝内位置的分类（见第3章），设计种植体植入的轴向及位置（图2.15）。

针对大多数上前牙拔牙窝，应在腭侧骨板

图2.12 近远中向位置

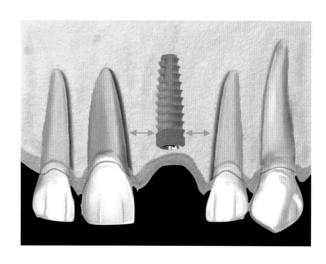

图2.13 冠根向位置

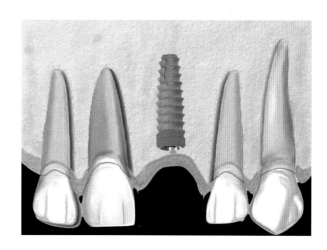

图2.14 颊腭向位置

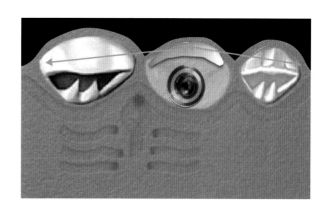

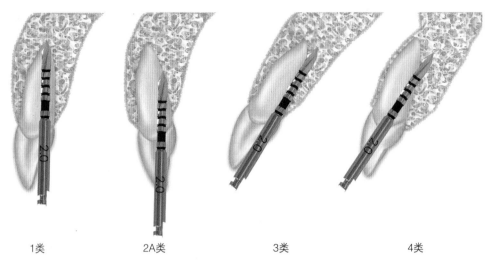

1类　　　2A类　　　3类　　　4类

图2.15　根据牙齿在牙槽窝内位置的分类，设计种植体植入的轴向及位置

上预备种植窝。如果牙齿唇倾且唇侧骨板较薄，则预备时不应从根尖处开始。这样容易导致唇侧骨开窗，并使种植体与根盾靠得太近。不重视这一点会严重影响治疗的效果。在预备种植窝时，需确保预备钻针不要接触到根盾。逐级扩孔时需根据骨密度进行，选择合适的种植体直径[19-20]。

理想情况下，在根盾和种植体的冠方区域之间应留出1~1.5mm空间。种植体应进入根尖下骨内2~3mm，从而可以从根尖周骨中获得较好的初期稳定性。因此，种植窝应于腭侧骨板预备并进入根尖骨板2~3mm以容纳种植体（图2.16~图2.18）。

图2.16　种植位点的预备

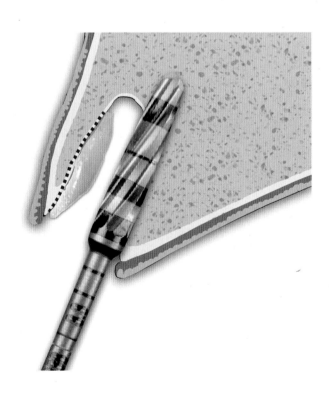

图2.17　植入种植体

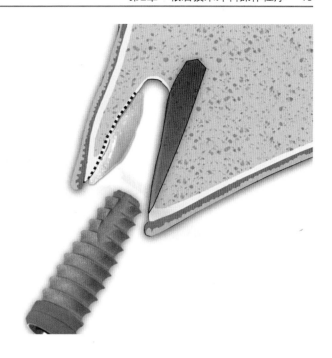

图2.18　种植体最终位置

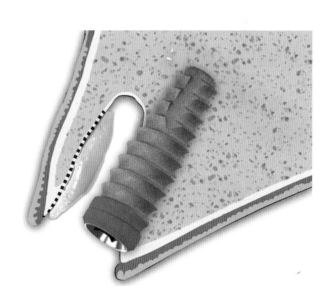

步骤4：间隙的处理

截至目前，是否在种植体与根盾之间的间隙中填充生物材料尚没有共识性意见（图2.19）。间隙中血凝块的稳定是根盾与种植体之间骨形成的关键。用穿龈轮廓良好的临时修复体或个性化愈合基台形成的密封可防止软组织进入间隙[3-4]。

作者在5年内完成的病例中，并没有在所有间隙内都填充生物材料，也未发现美学或功能的差异[5]。

然而，如果间隙>3mm，可以使用同种异体骨替代材料填充间隙（通常在前磨牙和磨牙中），这将为未来骨形成提供支架，并防止软组织进入[9,21-22]。

步骤5：关闭创口

关闭创口可以保护下方种植体。

关闭创口分为4个步骤：

（1）置入愈合基台：这是一个简单快捷的关闭方法[1,3,9,22-24]。计划即刻修复时可采用这种方法。但是，愈合后形成的软组织轮廓可能需要在取模型之前进行调整（图2.20）。可以直接放置牙龈成型器，也可以将富血小板纤维蛋白包裹在周围（帐篷技术）[3]。

（2）个性化愈合基台封闭拔牙窝：如果未计划进行种植体支持的临时固定修复时，可选择这个方法（图2.21，图2.22）。个性化愈合基台将有效地促进形成良好的组织轮廓，并有助于维持软组织结构[7,14,25]。

（3）放置覆盖螺丝后封闭拔牙窝：如果种植体的初期稳定性较差，术者可能更希望将种植体埋入[26]。可用腭侧或上颌结节的游离龈移植进行封闭，将其缝合在牙槽窝周围（图2.23），或使用带蒂结缔组织瓣覆盖拔牙窝（图2.24）。

（4）制作螺丝固位的种植体支持的临时冠：当种植体具有良好的初期稳定性，咬合情况适合进行种植体支持固定修复时，这是最佳选择（图2.25）。在种植体周形成骨结合的时期，临时义齿可以恢复患者的美观，以利于患者社交，并有利于维持最终修复体的软组织轮廓[4-6,27-30]。

图2.19　种植体与根盾之间的间隙

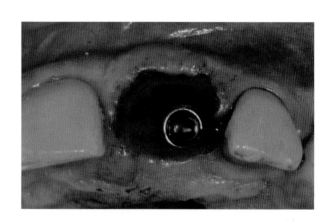

图2.20　愈合基台

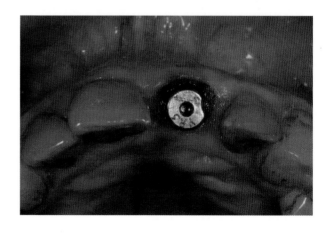

图2.21 个性化愈合基台

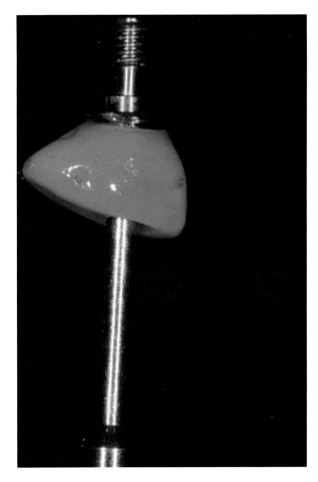

图2.22 安装个性化愈合基台

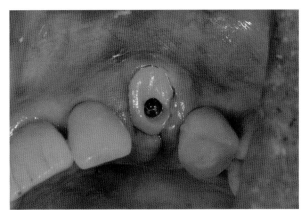

图2.23 腭侧游离龈瓣及聚四氟乙烯（PTFE）缝线封闭拔牙窝

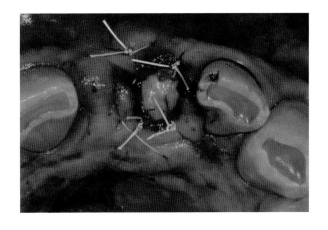

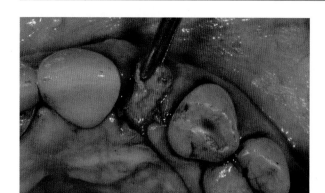

图2.24 旋转腭侧带蒂结缔组织瓣

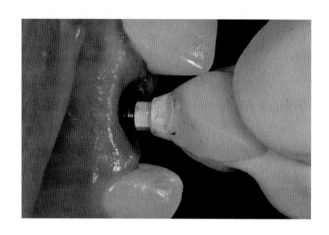

图2.25 种植体支持的临时冠

2.3.3 分步操作

图2.26～图2.39展示了11牙折后无法保留的病例。他是一名44岁的男性患者。首先为患者制备根盾，之后植入种植体并行即刻修复。3个月后为患者制作氧化锆基台及二硅酸锂玻璃陶瓷的冠修复体，以代替临时修复体。

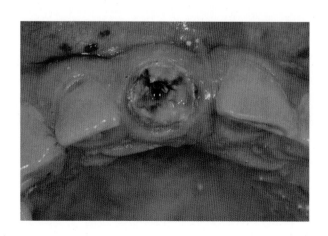

图2.26 术前情况：11牙折

图2.27　X线片显示11牙折

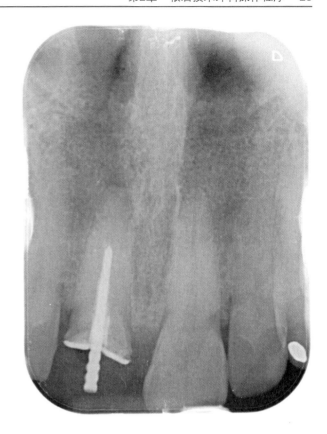

图2.28　用长柄钨钢车针截断牙根

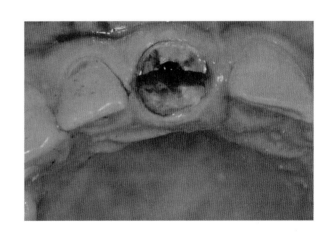

图2.29　挺松腭侧根片

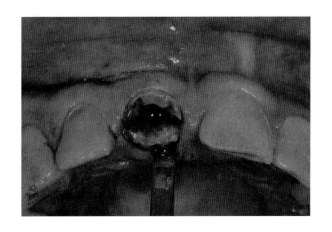

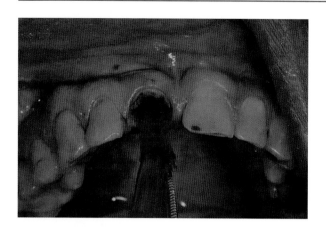

图2.30　拔除腭侧根片

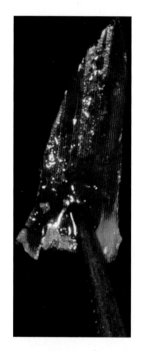

图2.31　拔除的腭侧根片

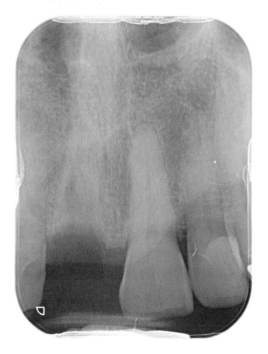

图2.32　确认腭侧及根尖部分牙根已完全去除

图2.33　预备根盾

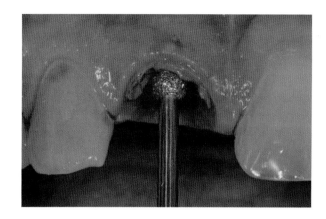

图2.34　预备好的根盾

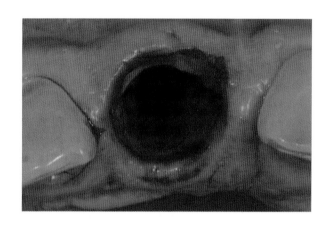

图2.35　第一钻预备种植窝

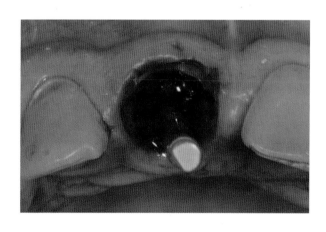

图2.36　植入种植体

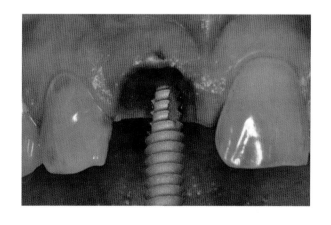

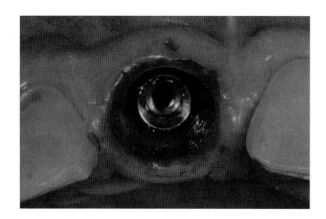

图2.37 种植体最终位置

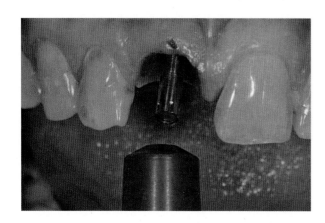

图2.38 测量ISQ值确定种植体初期稳定性

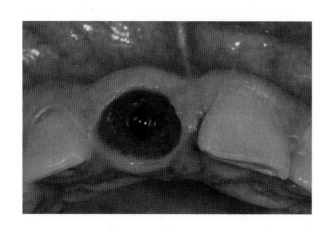

图2.39 戴入螺丝固位的临时修复体，4个月后软组织轮廓良好

2.4 常见问题的解决方案

（1）不正确的分根：有时根的截开方向可能不正确，无法将根碎片与根尖一起拔除，或者只有一小片腭侧根片被拔除。

在这种情况下，可以通过在高速涡轮机上使用长柄球形车针，穿透拔牙窝到达尖端来进一步修整根尖部分（图2.40）。如果牙根较长，车针无法到达牙槽窝底部，可以做唇侧切口并翻瓣，修整并去除牙根尖（见第6章）。

（2）唇侧根盾松动：在拔除牙根时，唇侧根片有可能被无意间移动。此时，需小心拔除唇侧根片，然后采用常规即刻种植、双区植骨的方法进行手术[31]。

（3）唇侧开窗：在截根过程中，有可能在根尖附近产生唇侧骨开窗（图2.41）。骨开窗可以采用美学区颊侧瓣移植技术修补（见第6章）。

（4）种植体稳定性不足：种植体植入时扭矩值较低，建议不要进行种植体支持的即刻修复。在这种情况下，种植体应埋入式愈合，并用一小块游离龈瓣移植或腭侧带蒂瓣来封闭牙槽窝（图2.42）。

（5）种植体旋转：如果种植体的稳定性非常低，甚至到达其最终位置后仍在内部旋转，则应按照Glocker等的建议，移除种植体并延期植入[32]（见第6章）。应使用生物材料置入预备的种植窝和拔牙产生的骨缺损，并用游离瓣、转腭侧带蒂瓣移植或用屏障膜封闭拔牙窝（图2.43，图2.44）。

图2.40　长柄球形车针到达根尖处

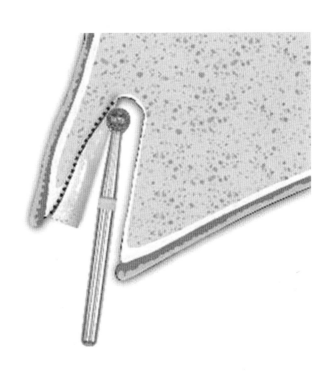

图2.41　采用美学区颊侧瓣移植技术，从根尖入路修补骨开窗

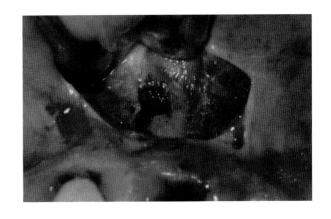

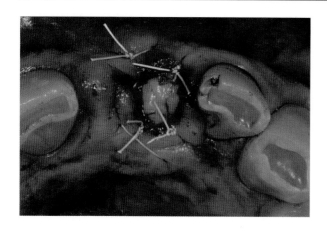

图2.42　用腭侧带蒂瓣进行牙槽窝封闭

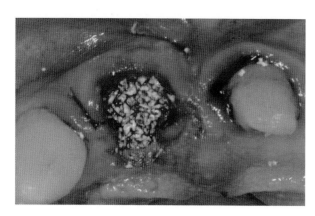

图2.43　取出旋转的种植体后置入骨替代材料

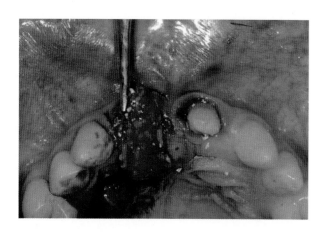

图2.44　转腭侧带蒂瓣

2.5　总结

　　根盾技术敏感性很高。若拔牙后即刻种植、椅旁制作形态良好的临时修复体等操作的专业水平较高，则可获得可预期的效果。术前辅助诊断仔细评估牙根的形态至关重要。器械的正确使用、遵循部分牙根拔除术步骤和正确的根盾预备原则才能获得手术的成功。如果操作正确，手术失败率和并发症发生率是很低的，即使出现并发症也可以通过常规程序轻松处理（见第10章）。

致谢

绘图：Udatta Kher

第3章　部分拔牙治疗的病例选择及风险评估
Case Selection and Risk Assessment for PET

Udatta Kher, Ali Tunkiwala, Payal Rajender Kumar

摘要

在进行手术之前，需要彻底了解所有可能发生的风险以及术后的并发症，这对开展一项新技术尤为重要。正确地诊断和选择病例是获得成功的第一步。本章将帮助读者了解PET的局限性，并评估风险因素。根盾治疗的适应证、绝对禁忌证及相对禁忌证，将通过列举临床病例逐一讲解。

3.1　导言

根盾技术是众多种植手术方法中的一项新技术。刚接触该技术的临床医生应先进行自学，以便根据理想的适应证来选择合适的病例。更重要的是，临床医生需要了解哪些情况下不应进行PET手术。我们已经在第2章中了解了根盾技术的分步手术过程，为了避免术中和术后并发症，应谨慎选择正确的病例。

3.2　病例的选择

降低手术失败风险的第一步是选择合适的病例。应强调对临床状况的正确诊断和手术风险的评估[1]。应采用系统的方法评估诊疗风险。需收集全面的临床信息，与影像学检查相结合以评估该病例是否适合进行根盾手术。

3.2.1　临床评估

以下为用于评估美学区牙齿修复过程中可能涉及的风险因素。这些因素是所有美学区种植修复的风险因素，同样也是PET的风险因素。

笑线

笑线分为低位笑线、中位笑线和高位笑线3个类型。笑线越高，越难获得令人满意的美学效果，需要付出的努力越多。笑线越高，牙齿和牙龈暴露得越多，种植治疗中可能出现的美学风险也就越大；可预期性越差（图3.1～图3.3）。由于讲话或微笑时牙齿与软组织交界面不会暴露，因此低位笑线时美学风险更小[2]。

U. Kher (✉)
Only Smiles Dental Centre, Mumbai, India

A. Tunkiwala
Smiles by Design, Mumbai, India

P. Rajender Kumar
Private Practice, New Delhi, India

© Springer Nature Switzerland AG 2020
U. Kher, A. Tunkiwala (eds.), *Partial Extraction Therapy in Implant Dentistry*,
https://doi.org/10.1007/978-3-030-33610-3_3

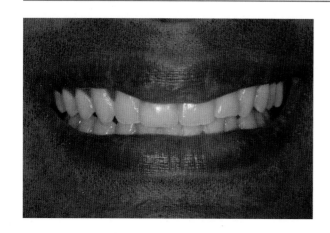

图3.1 低位笑线

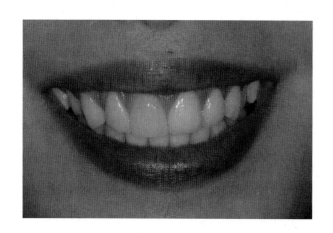

图3.2 中位笑线

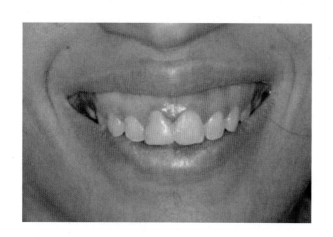

图3.3 高位笑线

牙齿位置和游离龈边缘（FGM）

如果准备拔除牙齿的游离龈缘更接近冠方，那么风险会更低，因为轻微的黏膜退缩不会导致美学上的损害[3]。牙龈边缘越向根方迁移，越需要进行多次的种植术前辅助性外科手术或正畸手术[4-5]（图3.4，图3.5）。

牙龈生物型

较薄的牙龈生物型在牙拔除后牙龈退缩的可能性更大（图3.6，图3.7）。然而，由于根盾技术可以更好地维持唇侧骨板和周围的软组织形态，可以大大降低牙龈退缩的风险[4,6]。

图3.4　牙齿位置和游离龈边缘（FGM）较邻牙更靠近冠方，是理想的治疗出发点

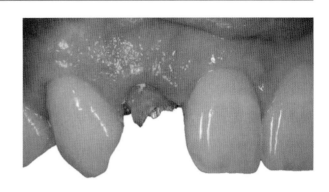

图3.5　牙齿位置和游离龈边缘（FGM）较邻牙更靠近根方会增加治疗的美学风险

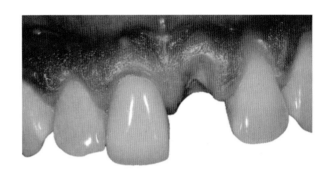

图3.6　薄龈生物型

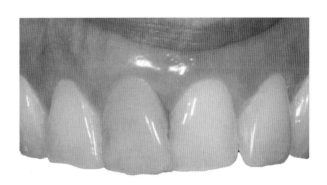

图3.7　厚龈生物型

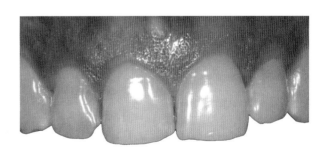

龈缘弧线和牙齿形状

在传统技术完成的即刻种植病例中，与方形或卵圆形牙冠相比，具有高弧线龈缘和尖圆形牙冠的牙更容易发生牙龈退缩和牙间乳头丧失。但

在PET术中，由于唇侧骨板和软组织在手术过程中相对不受干扰，降低了这种风险（图3.8～图3.10）[7-8]。

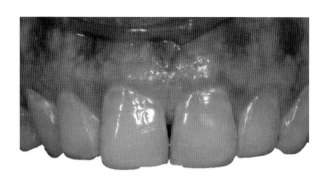

图3.8 方形牙冠，低弧线牙龈

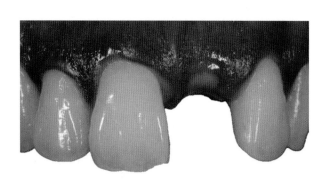

图3.9 卵圆形牙冠，中等弧线牙龈

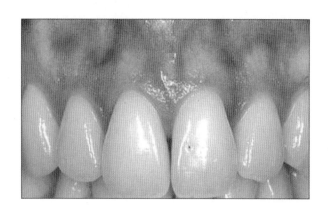

图3.10 尖圆形牙冠，高弧线牙龈

邻间隙的骨高度

牙间邻间隙的骨高度决定了获得完全充盈颈部间隙龈乳头的可能性（图3.11）。牙间骨高度的降低将导致牙间软组织的丧失，从而在种植修复体和相邻天然牙之间形成"黑三角"。

即使应用了根盾技术也无法避免这种情况的发生。因此，就算应用了根盾技术[9-10]，也应该将邻面骨高度的丢失视作获得良好效果的风险因素。

手术区的任何感染源都可能导致术后并发

症。小范围的根尖周感染可以在根盾手术中同期进行妥善处理（见第6章）。去除较大范围病变的同时进行部分拔牙治疗通常难以成功（图3.12），可能会发生再次感染，导致进行性骨丢失、软组织缺损以及根盾松动或丧失。因此，根尖周病变是危险因素之一[11]。

图3.11　邻间隙骨高度是种植后能否获得邻间隙软硬组织充盈的一个重要参数

图3.12　11位点周围感染

图3.13　充足的修复空间

合适的修复空间

螺丝固位的修复体，至少需要5mm高的龈𬌗向修复空间。粘接固位的修复体，至少需要8mm高的龈𬌗向修复空间。为了更好地进行临时修复和永久修复，必须仔细评估修复空间（图3.13，图3.14）。

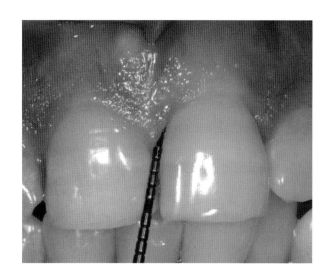

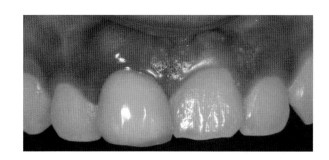

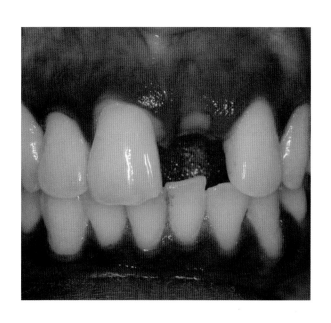

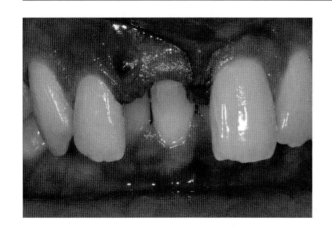

图3.14 修复空间不足

3.2.2　影像学评估

在拔牙窝内预备种植窝前，需要评估患牙在牙槽骨中的倾斜程度以及唇侧骨板和腭侧骨板的厚度。因此，在进行根盾/桥体盾技术治疗之前，必须拍摄术前CBCT。可以根据牙槽骨的解剖情况计划种植时机，进行分阶段种植或即刻种植。可以根据CBCT设计种植窝预备和种植体植入位置[12-13]。在种植体植入之前，可以对拟行根盾治疗的患牙的CBCT横截面影像进行评估，选择粘接固位或螺丝固位的修复方式。

Gluckman等描述了一种上颌前牙位置的新分类，并提供了即刻种植指南（图3.15，表3.1）。他们对前牙在颊舌向横截面的位置进行了分类，有助于指导选择病例和在即刻种植术中做出正确的决策。腭侧骨板的存在对于即刻种植手术至关重要[13-14]。

根据他们的分类方法，第5类占全部病例的

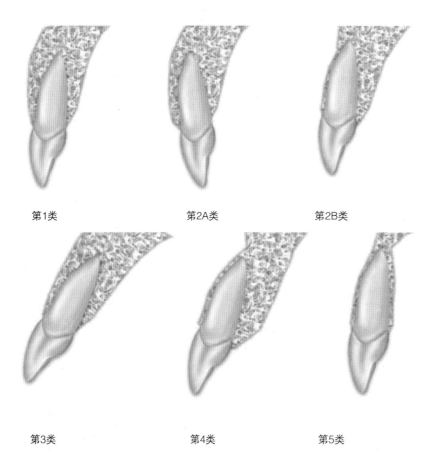

第1类　　　第2A类　　　第2B类

第3类　　　第4类　　　第5类

图3.15 Gluckman等描述的牙在颊舌向横截面中位置的分类[14]

表3.1 上颌前牙位置的Gluckman分类

第1类	牙齿位于牙槽嵴中央
第2A类	牙齿舌倾，唇侧骨板较厚
第2B类	牙齿舌倾，唇侧骨板较薄
第3类	牙齿唇倾，腭侧骨板较厚，颊侧骨板较薄
第4类	牙齿唇倾
第5类	牙齿的唇腭侧骨板均较薄

0.7%，唇腭侧及根尖处均没有充足的骨量来提供初期稳定性。因此，第5类牙根位置被认为是即刻种植PET手术的禁忌证[14]。

唇侧骨板完整时，如第1类拔牙窝[15]，建议即刻植入种植体并进行即刻临时修复。唇侧骨板的存在与否可以通过术前CBCT来确定。唇侧骨板的维持在临床上对于避免唇面中央区牙龈退缩非常重要[16]。

3.3 适应证

选择根盾治疗方案时，应考虑以下几点：

（1）无松动但无法修复的患牙：由于龋齿或外伤折断而无法进行有效修复，需要拔除的患牙比较适合PET手术。可以选择缺少足够牙本质肩领支撑桩核冠的患牙进行PET手术。活髓和经根管治疗后的患牙都可以选择进行PET治疗。对于经过根管治疗的患牙，根管中的牙胶有助于引导手术医生沿着正确的轴向截根。曾行金属桩治疗的患牙增加了截根的难度，因为需要在截根之前仔细移除金属桩。有金属桩或任何其他固位桩的患牙均易发生纵向根折，并使部分牙拔除和根盾预备的过程复杂化[17-18]。

CBCT检查可以在早期发现牙折，这有助于手术医生评估根盾预备的创伤风险，防止根盾意外松动脱位（图3.16～图3.18）。

（2）牙周状态：具有健康牙周状态的牙，即没有牙龈炎症或骨吸收，为PET的适应证，并

可预期治疗具有良好的长期效果[19]（图3.19）。

（3）根尖病变：在根盾预备过程中牙根的根尖被去除，因此可以在处理牙槽窝的同时去除较小的根尖病变。牙根感染的范围较大时，应避免进行即刻种植，因为较难获得良好的初期稳定性。对于牙根较长的患牙（如尖牙）可通过远中的半月形前庭沟切口入路去除根尖病变（见第6章）（图3.20）。

必须避免在有活动性病损或活动性、化脓性感染的位点进行种植，因为易发生感染导致种植失败[20]。如果慢性根尖周病变的患牙拔牙窝能进行彻底清创，可考虑进行部分拔牙治疗和即刻种植。已有文献报道，在彻底清创后的位点进行即刻种植可以获得成功的治疗效果，与在健康部位进行的即刻种植相比，其临床表现、影像学及美学上均无差异[21-22]。

（4）充足的腭/舌侧及根尖区骨量：良好的初期稳定性是拔牙后进行即刻修复种植的必要条件[23-25]。因此，在患牙周围的腭/舌侧及根尖区域具有充足的骨量是进行根盾手术的必要条件。周围骨板的形态需允许合适的种植体植入，以达到在种植体的唇侧和根盾之间留有较小的间隙。如果在植入种植体时太靠近根盾，种植体可能会对根盾造成压力，导致根盾脱落（图3.21）。

根尖区的骨量至少为3mm才能获得良好的初期稳定性[12]。但是，应注意不可损伤邻近的解剖结构（如鼻腭神经管、鼻底等），这些解剖结构

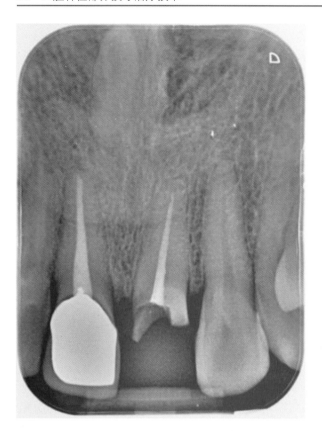

图3.16 术前口内根尖片检查，可以帮助评估牙根的近远中倾斜角度，检查根尖周健康状况，并评估邻间骨高度

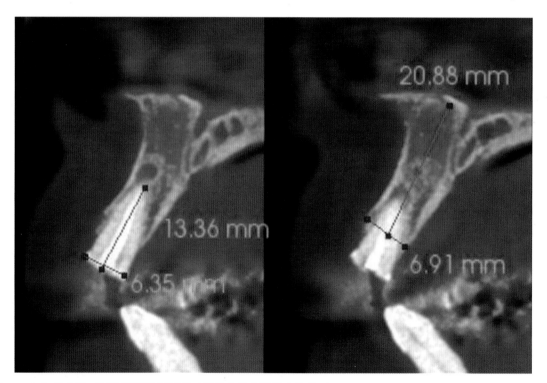

图3.17 CBCT扫描有助于评估唇侧骨板厚度及牙根在骨内唇腭向的位置

图3.18 进行根盾治疗的理想临床条件

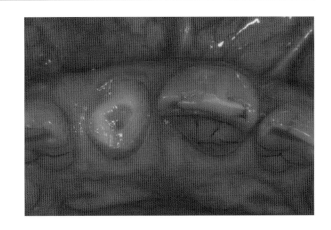

图3.19 具有健康牙周条件的牙根

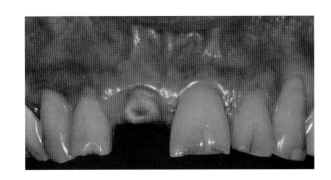

图3.20 11根尖周慢性炎症。邻牙也有较小的慢性根尖病损，视为危险因素

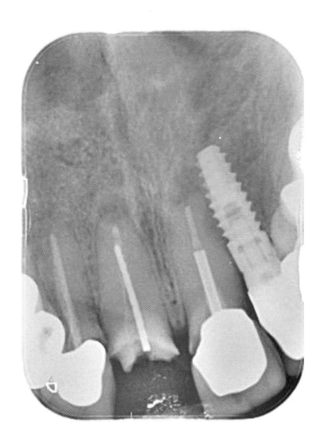

均为种植体植入的限制因素[26]。

　　牙根的矢状向位置应通过CBCT进行评估。当患牙周围的可用骨不足时，种植时机首选早期或延期种植[27]。

　　（5）有利于即刻或永久修复设计的咬合关系：咬合关系越是良好的患者，修复材料越不容易出现崩瓷、脱落等问题。如果存在咬合关系不良的情况，必须采用相应的治疗方法来改善咬合（图3.22）。

　　（6）对于多根牙，根分叉间的骨嵴较宽时，有利于为种植体提供良好的初期稳定性（图3.23）。融合根或根分叉间骨嵴较小，甚至没有根分叉的磨牙进行即刻种植体植入较为困难[28-29]。

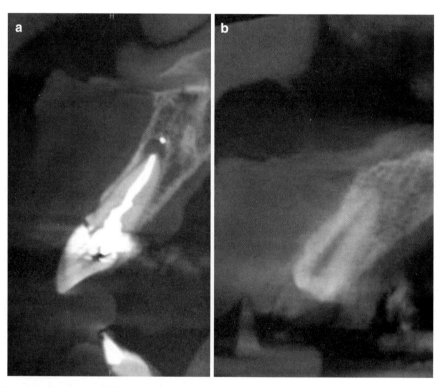

图3.21　（a）腭侧骨板有限。（b）腭侧骨板充足

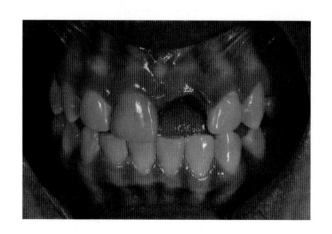

图3.22　21牙折。咬合条件有利，修复空间充足

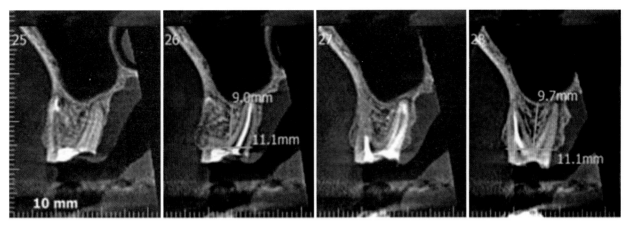

图3.23　CBCT横截面显示上颌磨牙根分叉间骨量充足

3.4　绝对禁忌证

病例选择错误可能会导致治疗失败。因此，坚持病例选择的原则并避开某些类型的病例可以增加手术的可预测性。

以下是部分拔牙治疗的绝对禁忌证：

（1）松动牙：根盾手术的成功与否取决于唇侧根盾是否牢固附着于唇侧骨板。松动牙是该手术的禁忌证。松动的根盾会在术后发生迁移，从而导致并发症甚至手术失败（图3.24，图3.25）。

（2）缺少唇侧骨板：在进行根盾手术时，也应避免具有开裂型唇侧骨缺损的非松动患牙。在没有任何唇侧骨板来维持根盾稳定时，将无法避免根盾在术后松动并导致手术失败（图3.26）。

（3）较大的根尖周病变：具有大的囊性病变和根尖周病变的患牙也不可进行PET手术。此类病例应首先根除病变。不正确的处理方法可能会导致病变再次发生。此类情况应使用传统的拔牙术及手术去除病变的方法进行治疗（图3.27）。较小的病变可以通过拔牙窝或前庭区的远中切口进行处理（见第6章）。

（4）牙根内吸收：应避免选择牙根内吸收，影响牙根唇侧完整性的患牙进行PET手术（图3.28）。

（5）菲薄的唇腭侧骨壁：唇侧及腭侧骨壁菲薄应被视为所有即刻种植手术的禁忌证[14]。过薄的骨壁无法为种植体提供良好的初期稳定性，并且会使种植体过于靠近根盾。根盾与种植体接触会使根盾移动，最终导致手术失败。下颌切牙和前磨牙多为此类解剖特点。因此，应对下颌患牙CBCT影像进行谨慎并正确的评估后，再确定是否行根盾手术（图3.29）。

图3.24　牙周病患牙探诊出血

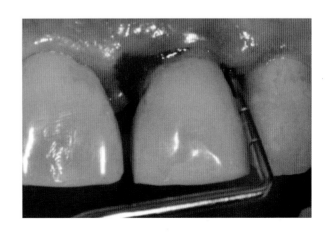

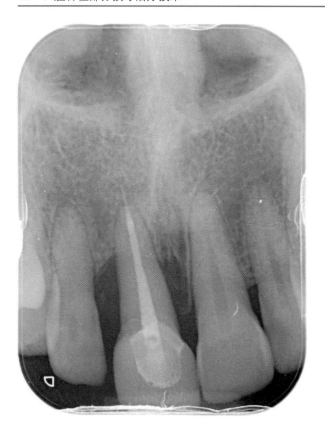

图3.25　邻间骨高度降低

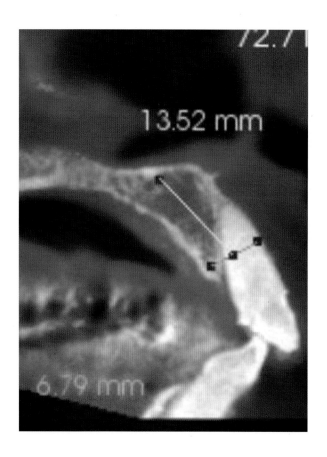

图3.26　CBCT中显示唇侧骨板缺失

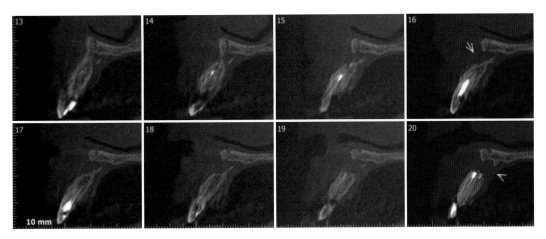

图3.27 CBCT中显示较大的囊性病变

图3.28 CBCT中显示牙齿的唇侧部分发生牙根内吸收

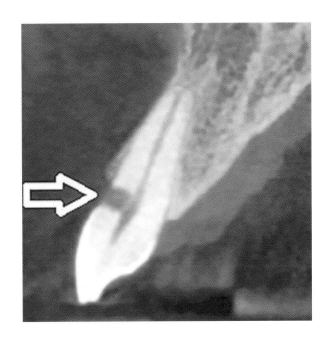

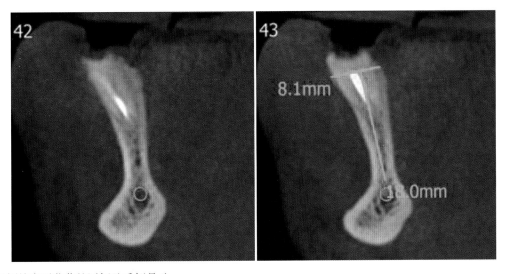

图3.29 下颌前磨牙菲薄的唇侧及舌侧骨壁

3.5　相对禁忌证

（1）牙根变色：死髓牙牙根长期严重变色可能会导致美学风险。如果患者为薄龈生物型且笑线较高，则美学风险也相应增加。变色的牙根可能会透过软组织显现出来，从而导致审美缺陷。在这种情况下，应考虑完全拔除牙根的常规治疗方法（图3.30）。

（2）𬌗弓曲线外的患牙：需要拔除的错位患牙，尽量不选择拔牙后即刻种植的方法。以修复为导向的种植设计是种植治疗获得成功的条件之一，在错位牙的位置植入种植体会影响修复体最终的功能及美学效果（图3.31）。

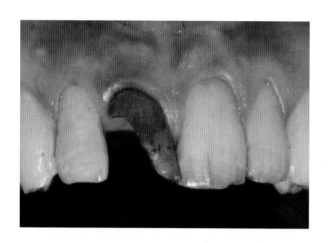

图3.30　11严重变色

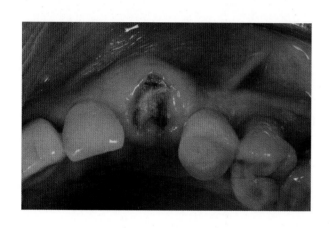

图3.31　23错位，位于𬌗弓曲线外

3.6　总结

部分拔牙治疗的目的是帮助维持组织轮廓并提供长期、健康、稳定、良好的美学效果。全面的风险评估将有助于识别潜在问题，从而避免并发症的发生。采用部分拔牙治疗之前，必须详细了解适应证和禁忌证，这对获得良好的治疗效果至关重要。

致谢

绘图：Udatta Kher

第4章 部分拔牙治疗的临时修复
Provisional Restorations in Partial Extraction Therapy

Ali Tunkiwala

摘要

本章将介绍部分拔牙治疗技术（partial extraction therapy, PET）完成后不同类型临时修复体的设计原则。通过精美的图片对该技术及设计原则层层分解，以便读者能够在完全掌握该技术的基础上进行临床操作。

4.1 导言

种植义齿可代替缺失的牙，并维持其周围的牙槽骨和牙周组织的健康。当种植体周围的骨和软组织健康时，种植义齿的使用寿命也会延长。临时修复体连接了手术区域和修复区域，并为最终修复体的粉白美学效果提供参考。临时修复体促使牙龈在愈合期间得到适应和塑形，使最终修复体达到最佳的轮廓外形。

4.1.1 临时修复体的设计

良好的临时修复体设计是美学区种植修复成功的关键[1]。如果进行了根盾手术，则应计划行种植体支持的即刻临时修复，除非已经采用了Glocker技术（分阶段的根盾技术）[2]。

临时修复的主要目的为支撑种植体周围软组织，在为组织愈合提供支架的同时建立最终修复体的穿龈轮廓[3]。

种植体具有良好的初期稳定性或植入时足够大的扭矩是进行种植体支持临时修复的前提[4]。在前牙区，理想的种植修复程序是在种植体植入后行即刻修复。在植入位点周围软组织结构完整的情况下，即刻临时修复可以很好地维持软组织形态的稳定。这比延期进行各种软组织重建或增量更加有效[5]。

通过调整临时修复体龈下形态以获得良好的软组织轮廓非常重要。Su等[6]将种植修复体的龈下段分为2个部位，即关键部位和次关键部位，调整任一个区域的形态都可以引起软组织形态的变化，以便为种植体周围的软组织提供必要的支持。

4.2 设计原则

4.2.1 根盾技术病例

正如前几章所述，采用根盾技术种植时，在根盾预备完成后即刻种植，制作的临时修复体应满足以下要求：

（1）临时修复体颈部位于游离龈边缘根方

A. Tunkiwala (✉)
Smiles by Design, Mumbai, India

1mm处的横截面形状必须与牙槽窝的形状相匹配。临时修复体颈部轮廓对游离龈边缘的支撑是软组织成功结合的前提[6]。无创拔牙后软组织结构的横截面可以是椭圆形、三角形、正方形、梯形[7]。准确引导拔牙位点周围软组织成形的最佳方法是模拟患牙牙冠颈部1/3形态[6]。

（2）临时修复体不能与预备完成的根盾接触。事实上，在根盾与临时修复体之间应至少留有1.5mm的间隙，使软组织能完全包裹根盾，隔断其与唾液的接触。从种植体平台延伸至牙冠部分的临时修复体穿龈轮廓应呈"S"形（图4.1）。这种形态可以提供额外空间，避免种植体与根盾相接触。

种植体的颊舌向位置影响这种"S"形的形态和曲度（图4.2）。种植体的位置越靠近唇侧，临时修复体的穿龈部分凹陷就越浅（平坦）（图4.3）。种植体的位置越靠近腭侧，临时修复体穿龈后朝向唇侧的突度就越大，因为临时修复体必须从种植体平台逐渐过渡到游离龈边缘以支撑软组织（图4.4）。

建议将种植体平台植入唇侧游离龈缘下3mm的位置，以便修复体在从偏腭侧植入位点向颊侧逐渐移行过渡时，能有足够的空间形成合适的穿龈轮廓形态，更好地支撑颈部软组织[8]。

在制备"C"形根盾的病例中，临时修复体颈部应设计成凹形，以保证即使是在邻面区域，根盾与种植体之间也能有1.5mm的距离。

（3）单颗牙的临时修复体在牙尖交错位和下颌运动中都不能与对颌牙发生咬合接触。为了达到这一要求，可以缩短切缘长度使其避免异常

图4.1 临时修复体的形状使其与根盾之间有1.5mm的间隙

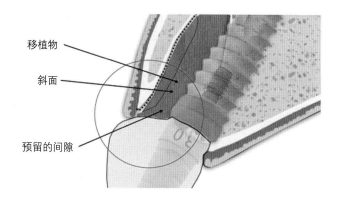

移植物

斜面

预留的间隙

图4.2 临时修复体颈部的形态和曲度由种植体植入的颊舌向位置决定

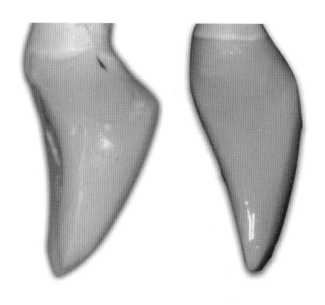

图4.3 种植体偏颊侧植入时临时修复体唇侧颈部形态设计

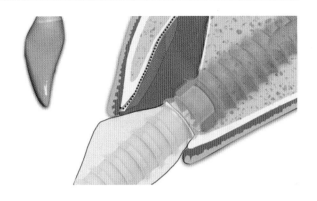

图4.4 种植体偏腭侧植入时临时修复体唇侧颈部形态设计

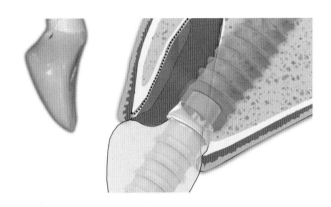

咬合，在任何咬合状态下患者都不应使用该牙进行咀嚼[9]。

4.2.2 桥体盾/牙根埋入技术的病例

桥体盾技术用于因根尖周病损和根尖需要拔除的患牙，但不采用种植修复的缺牙位点。

如果使用桥体盾（图4.5），临时修复必须遵循以上所有设计要求。但是，临时牙颈部的设计需要考虑一些因素。以往"卵圆形桥体"[10-12]这一术语是指将桥体组织面插入牙槽窝中深约3mm的位置，使桥体下软组织在愈合时产生凹形。现在的做法不要求确保插入牙槽窝中的深度[13-14]。卵圆形桥体设计的目的是使义齿在视觉上表现出天然牙的颈部形态。在应用桥体盾技术的病例中，桥体设计为卵圆形桥体，但其唇侧颈部的侧面呈类似"S"形，以保证义齿材料和根盾之间有足够厚的软组织。

在使用牙根埋入技术的病例中（图4.6），

牙根要预备至骨水平。埋入的牙根与充分抛光的凸状临时修复体组织面之间必须留有2mm以上的距离。图4.7的X线片显示了埋入的牙根根面与修复体之间有2mm的距离，提供了软组织长入的空间。

特别是在薄龈生物型中，可能需要在桥体盾和牙根埋入病例中，采取结缔组织移植等辅助手术[15]，以创造良好的软组织覆盖。

4.2.3 临时修复体制作技术

完成根盾手术后，有多种方法可以制作种植体支持的临时修复体[16-18]。从之前的章节可知，若进行临时修复，根盾的平面必须与牙槽窝颊侧骨嵴高度平齐，不得高于骨嵴顶。

临时修复体的固位方式分为：

（1）粘接固位。

（2）螺丝固位。

图4.5 桥体盾设计在所有方面都与卵圆形桥体类似，区别在于要对其唇面–牙颈的形状进行塑形，以保证临时修复体和预备好的桥体盾之间有足够厚的软组织

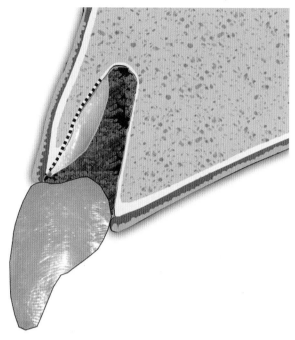

图4.6 牙根埋入

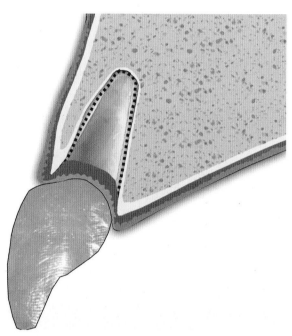

图4.7 埋入的牙根及其与桥体设计的关系，以确保两者之间有足够的软组织长入空间

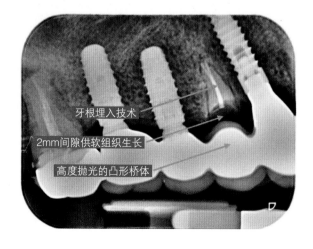

4.3　粘接固位临时修复体的技术要点

粘接固位临时修复体虽然易于制作，但会带来一些风险。为粘接固位的临时修复体选择预成基台，可能会将修复体边缘置于龈下较深的位置。在临时修复的粘接固位过程中，一个问题是很难彻底清除龈下边缘处的粘接剂。植入区域出血会令术野不清晰而影响操作。任何残留的粘接剂都会损害周围组织的健康，甚至影响种植体的存留率[19]。粘接剂残留也是发生种植体周炎的原因之一[20]。另一个问题是临时修复体的重复摘戴十分麻烦，容易因为修复体破损而需要重新制作。

因此，临床上不建议使用粘接固位的临时修复体，除非采用"永久基台，一次就位（one abutment one time）"的理念[21-22]。"永久基台，一次就位"的理念是指在种植体植入当天，选择最终修复的基台，将其安置到最终确定的位置，螺丝拧至最终修复的扭矩值。然后，在该基台上制作粘接固位的临时修复体。3～4个月种植体骨结合完成后，取下粘接固位的临时修复体，像固定修复的操作一样，进行基台水平取模。之后在手术当天放置的基台上制作最终的修复体，并加以固定。在此理念中，由于最终基台在种植体植入的当天已经就位，此后不再取下来，期间它与周围组织已经形成半桥粒结构的附着[23-24]。与常规的修复方案中，反复取下和安放种植体上部修复组件会导致黏膜的退缩相比，这一理念有助于种植体周围软组织更好的整合。除了与"永久基台，一次就位"的理念相结合应用之外，应避免使用或谨慎使用粘接固位的临时修复体。

4.3.1　技术要点

制作粘接固位临时修复体的主要原则：制取完整牙列印模，或将折断的牙冠进行蜡型恢复后制取印模。制取修复体印模后，将临时修复所需的材料置入修复位点以获得修复体外形。使用的材料可以是基于Bis-GMA的化学固化复合树脂（Protemp 4，3M ESPE）或自固化的丙烯酸树脂。由于丙烯酸树脂聚合时产热，以及有残余单体对软组织存在潜在刺激，Bis-GMA基树脂材料是椅旁制作临时修复体的首选材料。

以下病例（图4.8～图4.15）展示在部分拔牙后，椅旁制作种植体支持的粘接固位临时修复体，完成即刻修复的过程。在这一病例中，采用标准基台作为永久基台，在基台上制作粘接固位临时修复体，并使用临时粘接剂进行了粘接固位[25-26]。

为防止粘接材料进入到种植体周围，建议使用如图4.16所示的橡皮障或聚四氟乙烯（PTFE）胶带。这样操作可以防止粘接剂残留，避免有颗粒物质污染种植位点的风险。此外，当使用预成基台制作粘接固位修复体时，最好使修复边缘的高度与龈缘平齐。如果患者不是高笑线的病例，甚至可以将修复边缘留至龈缘上，便于去除粘接剂。如果修复体与基台高度密合，可以不使用粘接剂。

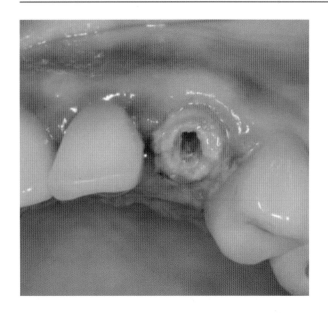

图4.8　计划拔除结构不良的23

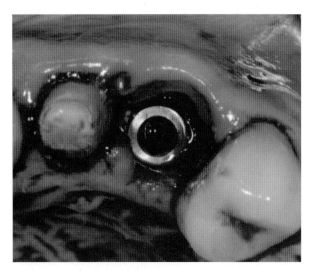

图4.9　根盾预备，种植体植入到正确的三维位置

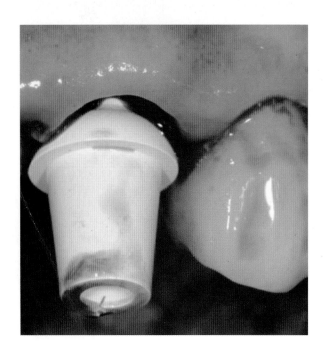

图4.10　试戴成品的加强型PEEK基台

图4.11　修整临时基台，为最终修复提供足够空间

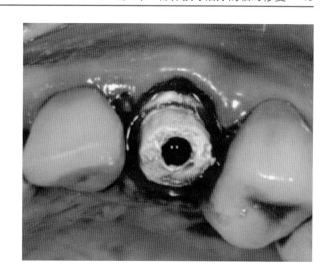

图4.12　临时修复体最终形态的组织面观

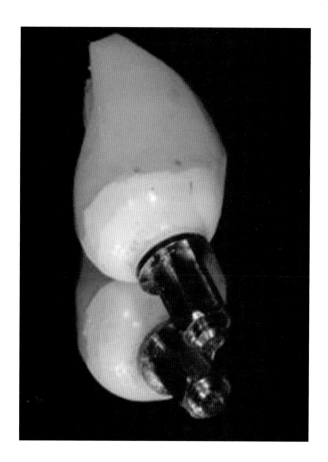

图4.13　临时修复体最终形态的正面观

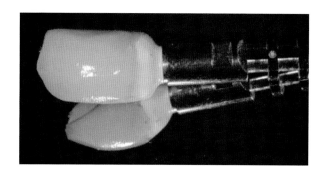

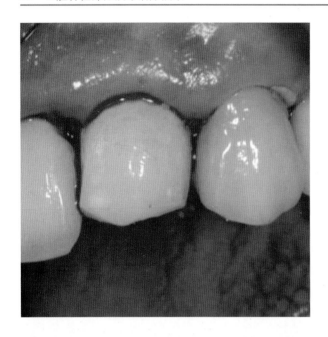

图4.14   临时修复体粘接固位后的口内观

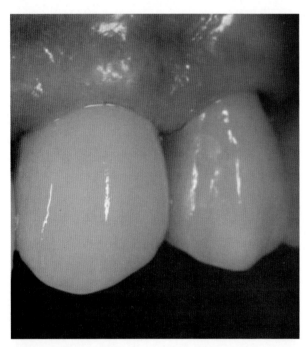

图 4.15   23完成最终修复的口内观

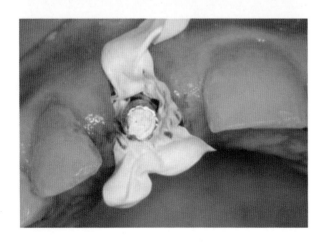

图4.16   用橡皮障或聚四氟乙烯胶带防止粘接材料进入部分拔牙位点

4.4 连续缺失牙种植位点的临时修复

以下病例（图4.17～图4.20）展示了部分拔牙治疗后，在椅旁为2颗相邻的种植体制作粘接固位临时修复体的过程。

在制作相邻种植位点的临时修复体时，应特别注意其龈外展隙形态及是否能提供容纳龈乳头的空间。由于大多数连续缺失牙的种植临时修复体都制作成联冠（以提高强度），因此为龈乳头留出足够的空间至关重要。这可以使龈乳头更好地愈合和改建，以便其能充满修复体颈部间隙。如果种植体植入后ISQ值较高且咬合关系良好，即使是连续植入的种植体，上部临时修复体也可以制作成单冠。

如为应用桥体盾技术的病例，在部分拔牙治疗后，需要制作临时冠桥时，桥体的组织面应设

图4.17 在双侧中切牙位点行根盾预备后，植入2颗相邻的种植体

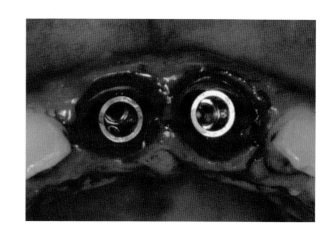

图4.18 加强型PEEK基台就位，调改基台以容纳粘接固位的临时修复体

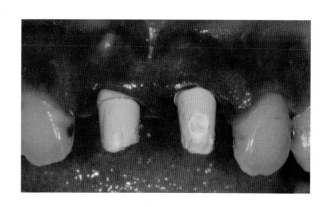

图4.19 临时修复周围软组织愈合后组织健康

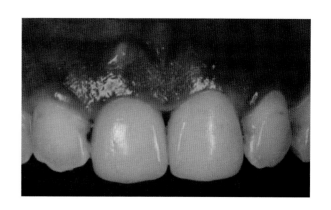

计成不与根盾区域接触的小卵圆形[9]。图4.21描述了临时修复体与根盾区域的界面设计。

以下病例展示了13、12、21和22位点，采用根盾技术种植后完成即刻修复，以及11位点采用

桥体盾技术后完成即刻修复（图4.22～图4.26）。

也可以通过间接法制作粘接固位修复体。制取种植体印模，口外选择基台后在技术室完成临时修复体制作。

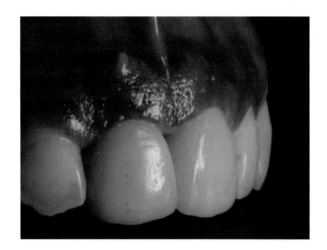

图4.20　临时修复体必须具有理想的穿龈轮廓

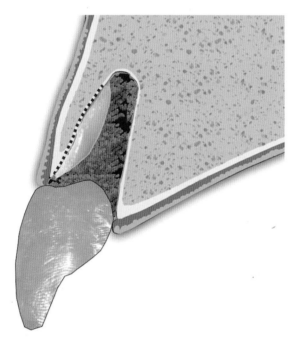

图4.21　在桥体盾预备的位点，桥体组织面设计成卵圆形

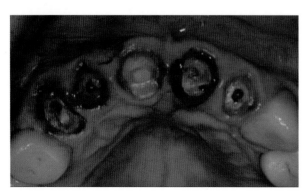

图4.22　去除强度不足的牙冠后，多个位点完成部分拔牙治疗

图4.23 拔除感染根尖部分，完成5颗牙齿的根盾预备

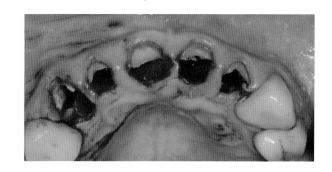

图4.24 放置加强型PEEK基台，用于制作即刻临时修复体

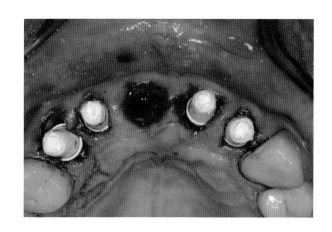

图4.25 临时修复体戴入后即刻口内观

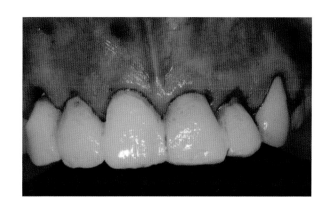

图4.26 术后4个月的临时修复体：可见种植体及修复体周围组织健康

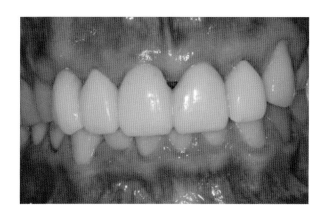

4.5 螺丝固位临时修复体的技术要点

螺丝固位临时修复体具有便于拆卸的优点，同时避免了粘接剂残留的问题。在临时修复体的制作过程中，必须特别注意形成合适的颈部外形轮廓、就位良好的修复体以及一定的组织支撑性。

有多种方法可以制作螺丝固位临时修复体：

（1）直接法制作螺丝固位临时修复体。

- 在临时基台上用树脂堆筑出临时修复体形态。
- 在临时基台上用可利用的壳冠（患者的天然牙

冠/原有的聚碳酸酯临时修复体）制作临时修复体。

（2）间接法制作螺丝固位临时修复体。

4.5.1 直接法制作螺丝固位临时修复体

树脂堆筑的临时修复体

以下病例（图4.27～图4.37）展示了部分拔牙治疗植入种植体后，制作螺丝固位临时修复体的过程。在折裂牙的蜡型上制作印模。可以使用钛或聚醚醚酮（PEEK）临时基台支持螺丝固位

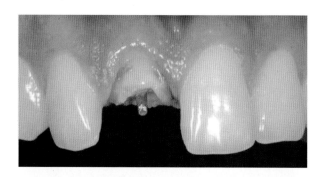

图4.27 术前无法保留的牙齿正面观

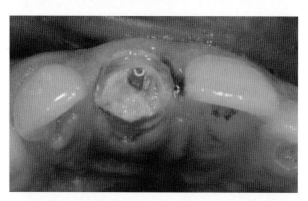

图4.28 术前无法保留的牙齿咬合面观

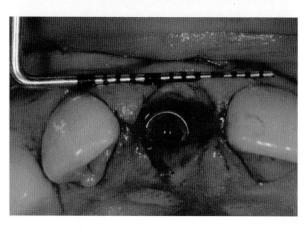

图4.29 种植体未与根盾接触

图4.30　将临时钛基台固定在种植体上

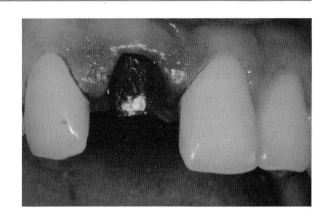

图4.31　术前修复体蜡型的印模

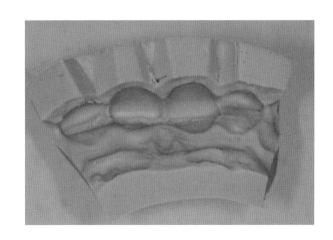

图4.32　将自固化的Bis-GMA树脂注入缺牙位点的印模中，并在口内复位印模，树脂材料和基台粘接形成临时修复体

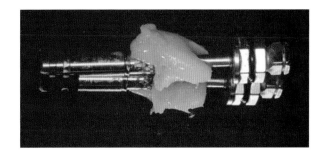

图4.33　临时修复体的最终形态

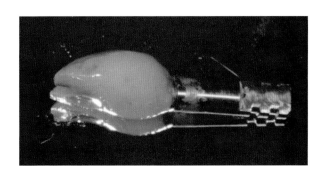

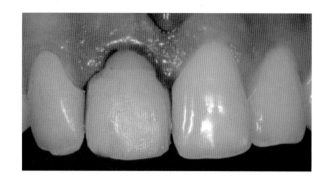

图4.34　种植术后即刻戴入螺丝固位临时修复体

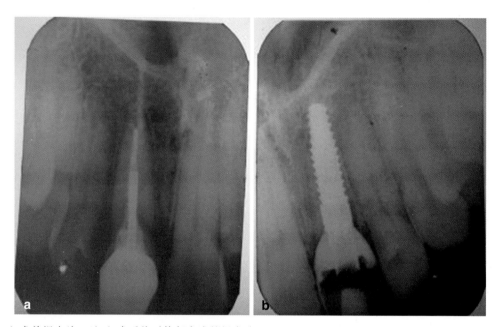

图4.35　（a）术前根尖片。（b）术后临时修复完成的根尖片

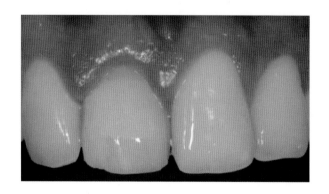

图4.36　种植位点戴入临时修复体4个月后

图4.37　临时修复体戴入4个月后的种植位点，创口愈合且组织轮廓良好

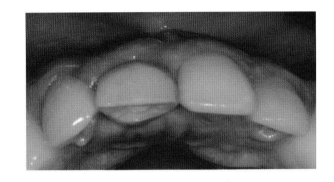

图4.38　龈下形态过凸的临时修复体

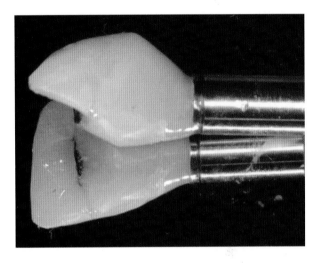

图4.39　龈下形态正确的临时修复体，颈部制作成凹形可为软组织长入提供更多的空间

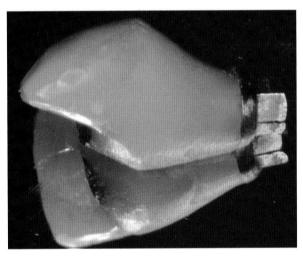

的临时修复体。临时牙材料凝固后，去除印模材料，将Bis-GMA保留在临时基台上[27-28]。根据种植体植入方向，在临时修复体上开孔，以便能将临时修复体和基台从种植体上旋下来。从种植体平台到修复体穿龈轮廓添加流体树脂，对修复体的牙龈面完成塑形。如前文所述，临时修复体的龈下形态应保持凹形（"S"形），使根盾与修复体之间的区域能充分容纳软组织[9]。

在一些部分拔牙的临床病例中，结合种植体相对于牙槽窝形态的位置关系以及牙龈结构的横截面形态，当临时修复体从种植体平台延伸出来时，必须使其唇面形态设计呈内凹状以容纳根盾，并维持允许软组织长入的空间。如图4.38和图4.39所示最初设计的临时修复体穿龈部分过于庞大或凸出。应创建唇面颈部"S"形曲线以实现足够的凹度，从而在根盾和牙齿之间形成间

隙，为软组织长入留出空间。

Su等[6]在研究中将种植修复体的穿龈轮廓分为2个部位：关键轮廓区和次关键轮廓区。关键轮廓区对应种植体基台向根方约1mm范围的牙龈边缘区域。次关键轮廓区在关键部位根方至种植体平台的区域；关键轮廓区可以是凸形的、平坦的或凹形的；在生理限度内，唇面的次关键轮廓区越凸，越易诱导龈缘向冠方迁移。然而，所有这些结论都与患者前牙完全拔除后植入的位置有关。如第2章中所讨论的那样，在运用根盾技术的病例中，保留唇侧牙片可使种植位点周围的骨和软组织维持在较好的水平。关键轮廓区的作用更多的是在于对游离龈边缘的支撑。在根盾/桥体盾的病例中，次关键轮廓区必须是凹形的或平坦的，以保持与根盾之间有足够空间。凸形的次

关键轮廓区会影响牙龈结构，会造成牙根盾与临时修复体之间缺乏足够的修复空间，从而对牙龈恢复产生不利影响。因此，即刻种植（即刻完全拔除牙根）的病例中适用的穿龈轮廓成形原理并不一定适用于根盾/桥体盾技术，在未充分考虑其对根盾的稳定性和部分拔牙治疗成功是否有影响的情况下，不应盲目应用原有理论。在大多数情况下，部分拔牙病例很容易维持牙龈轮廓，因为如果病例选择得当，可以避免唇侧骨吸收及其带来的不利影响。

以下病例（图4.40~图4.49）展示了在部分拔牙之后，为相邻种植体制作螺丝固位临时修复体的过程。如果有些牙齿无法治疗并且在该区域不需要种植体的支持，可以进行牙根埋入/桥体盾的预备以维持组织轮廓。

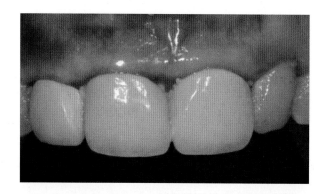

图4.40 术前情况：切牙形态不良

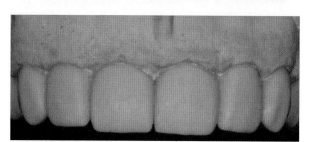

图4.41 制作修复美学蜡型

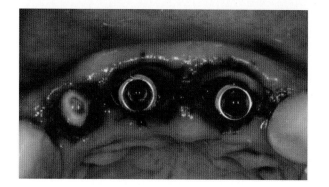

图4.42 11和21位点行根盾预备后植入种植体，12行牙根埋入处理

图4.43　向由美学蜡型获得的印模中注入自固化的Bis-GMA树脂，准备就位于临时基台上

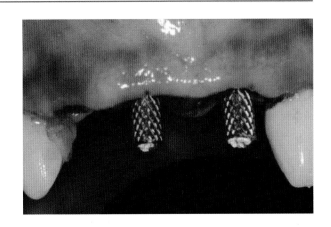

图4.44　临时修复体固定在临时钛基台上，修复体颈部采用流体树脂成型。调整穿龈轮廓使之凹度更大，从而为软组织生长留出空间

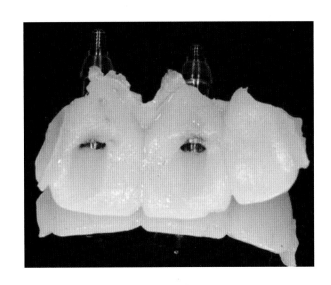

图4.45　临时修复体塑形完成，准备通过基台螺丝固位到2颗种植体上。注意12的卵圆形桥体设计

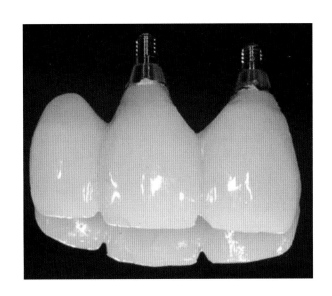

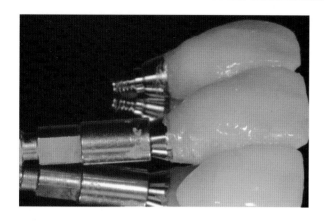

图4.46　具有理想唇面突度的临时修复体制作完成后的侧面图

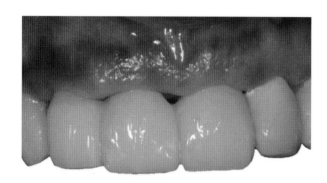

图4.47　将临时修复体通过螺丝固位于种植体上，扭矩加至30N·cm

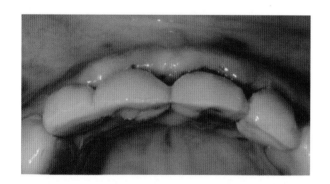

图4.48　在手术结束时保持良好的软组织轮廓

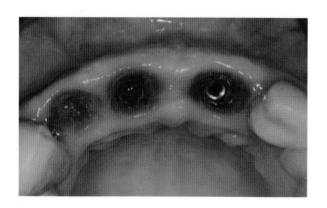

图4.49　术后4个月取下临时修复体后的软组织轮廓。注意进行牙根埋入处理的12位点软组织完全愈合

利用患者天然牙冠/原有修复体作为临时修复体

病例1：可以利用无法保留的牙齿牙冠部分为患者制作螺丝固位的临时修复体。将牙齿拔除后，在釉牙骨质界处截断牙齿，去除牙根部分及

牙冠舌侧中心部分，使之成为中空的外壳。将外壳舌侧酸蚀后，通过复合树脂固定于临时基台上。图4.50~图4.59展示了该方法的操作步骤。

图4.50　术前情况：21根内吸收需要拔除

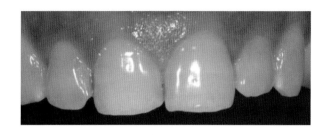

图4.51　种植体植入在正确的三维位置

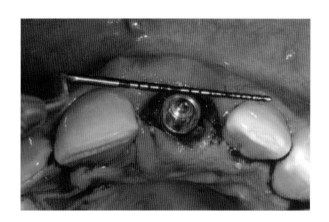

图4.52　牙冠结构完整可用于制作临时修复体

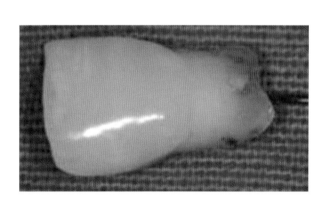

图4.53　拔除牙齿的牙冠部分将进行重衬和调改，并固定于基台上

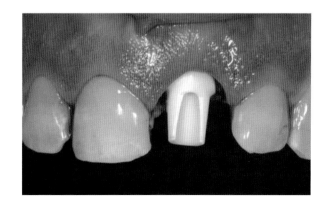

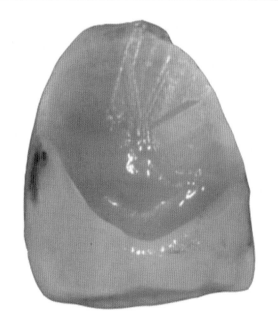

图4.54　将已拔除牙齿的牙冠部分清理干净并制成临时牙外壳

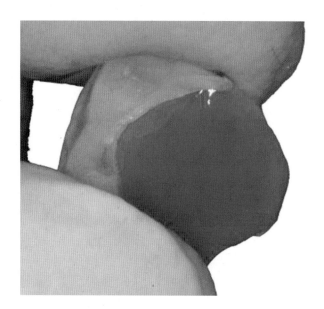

图4.55　在预备完成外壳的内表面上进行酸蚀

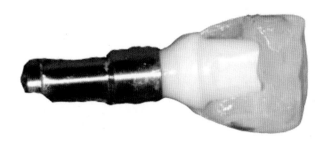

图4.56　准备用复合树脂对牙齿外壳进行重衬

图4.57 用患者自体牙完成的临时修复体的最终形态

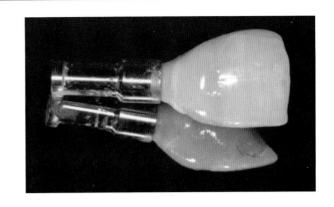

图4.58 种植体植入术后即刻戴入临时修复体

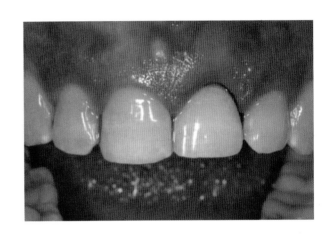

图4.59 4个月后愈合位点的临时修复体

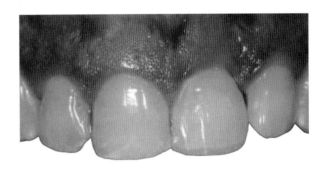

病例2：采用聚碳酸酯塑料冠制作临时修复体。

正如可以重衬天然牙中空外壳制作临时修复体，也可以将聚碳酸酯塑料冠重衬修整后作为临时修复体。图4.60 ~ 图4.67展示了临床操作步骤。

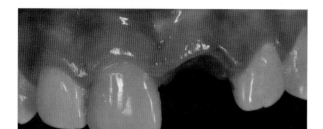

图4.60　术前情况：结构不良的21

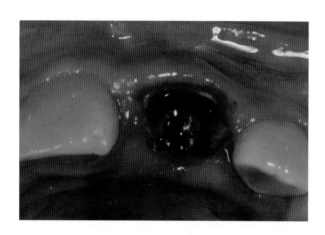

图4.61　预备好的根盾，以及植入到正确三维位置的种植体

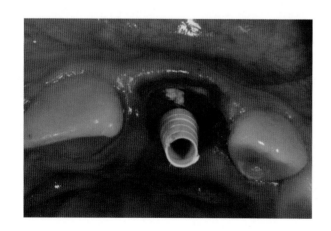

图4.62　预成的PEEK临时基台可以用来制作螺丝固位临时修复体

图4.63 为种植位点选择合适的聚碳酸酯冠

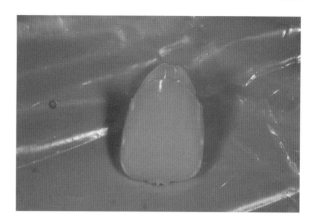

图4.64 采用流体复合树脂重衬聚碳酸酯外壳，并将其固定到临时基台上

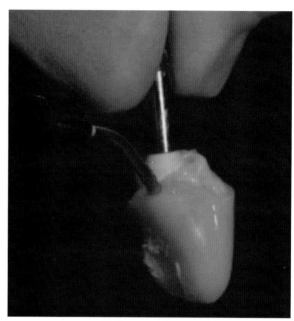

图4.65 临时修复体的次关键轮廓区为凹形

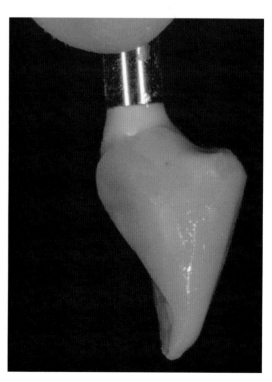

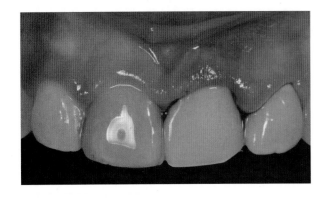

图4.66 种植体植入当天戴入种植体支持螺丝固位的临时修复体

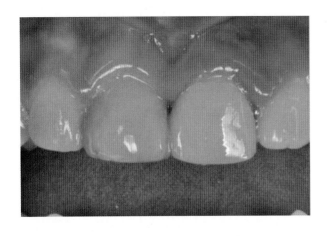

图4.67 愈合4个月时，可见临时修复体周围组织轮廓良好

病例3：将原有的临时修复体转换为螺丝固位的临时冠。

如果存在完整的现有修复体，并且病损牙因为牙冠部分薄弱而折断，可以将现有修复体用作临时牙外壳。图4.68~图4.80展示了该技术的操作过程。

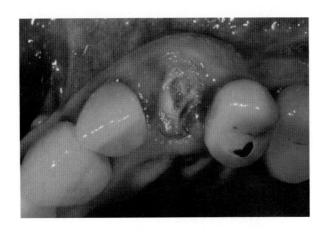

图4.68 折断且不可修复的23。该患者冠折，23上具有完整的二硅酸锂全冠修复体

图4.69 清理现有的二硅酸锂全冠用作临时修复体外壳

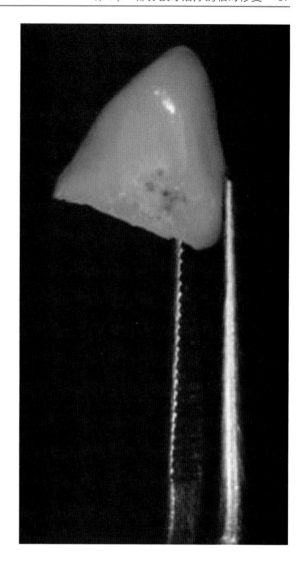

图4.70 根盾预备完成，种植体植入时的ISQ值高

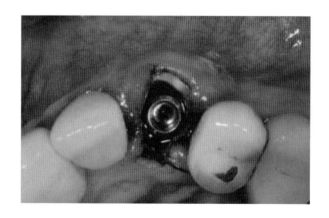

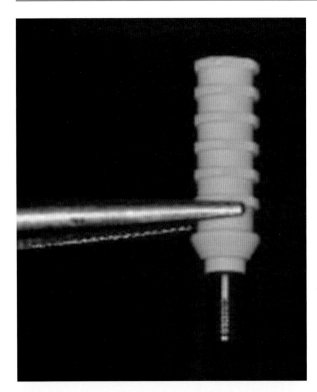

图4.71　PEEK临时基台

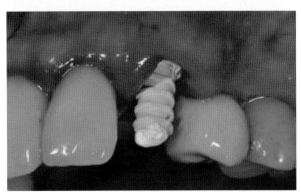

图4.72　将PEEK临时基台固定在种植体上。采用PTFE胶带保护牙槽窝和螺丝通道

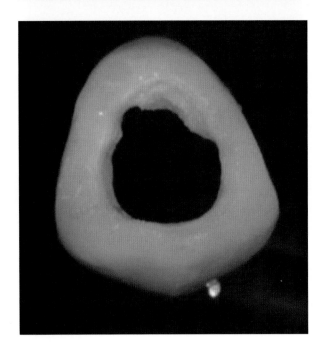

图4.73　从腭侧挖空现有修复体

图4.74　酸蚀、涂布粘接剂后在冠内注入流体树脂

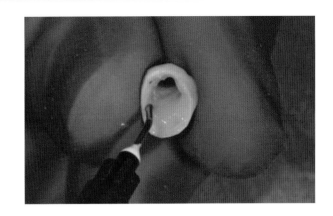

图4.75　在临时基台上涂布流体树脂

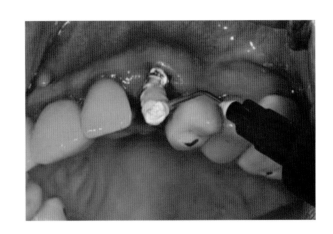

图4.76　在基台上插入旧的修复体，然后进行光固化

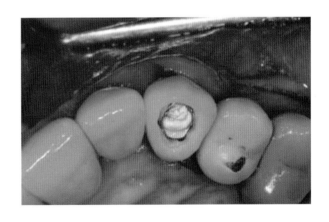

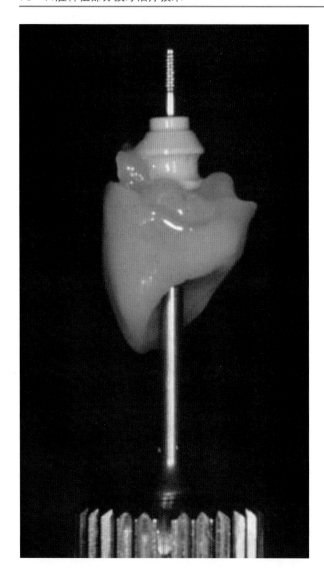

图4.77 基台和修复体外壳粘接在一起

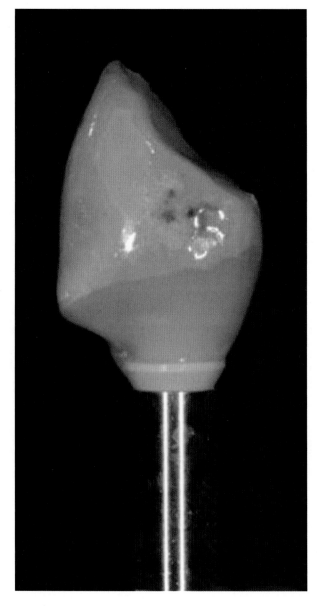

图4.78 添加流体树脂充填并勾勒出颈部轮廓。注意保留次关键轮廓区凹形形态，以便为根盾留出空间

图4.79　用现有修复体制成的螺丝固位临时冠

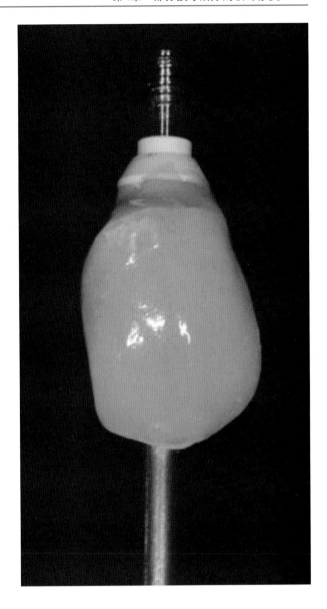

图4.80　螺丝固位临时冠就位后的口内观

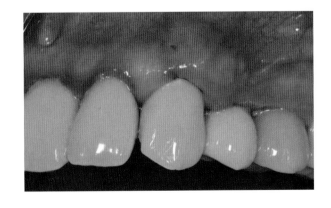

4.5.2　间接法制作螺丝固位临时修复体

螺丝固位临时修复体也可以通过间接法制

成。在种植体植入后制取印模，将其送到技术室制作修复体。图4.81～图4.85展示了该操作的详细步骤。

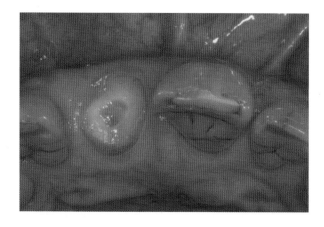

图4.81　无法修复的11

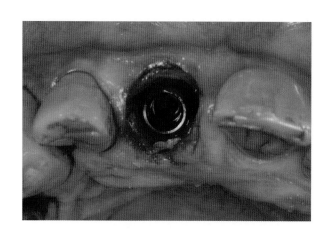

图4.82　制备根盾，在正确的三维位置植入种植体

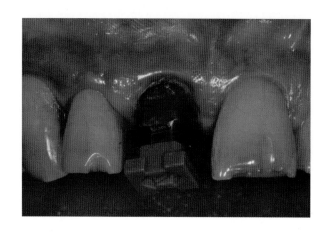

图4.83　采用印模帽制取印模

图4.84 技术室制作的临时修复体，其颈部轮廓形态正确

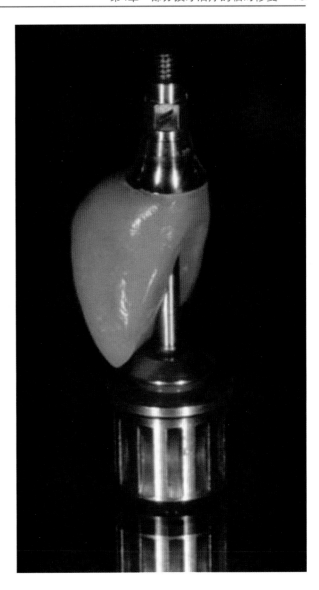

图4.85 取模后24小时内技术室即可交付制作的临时
修复体

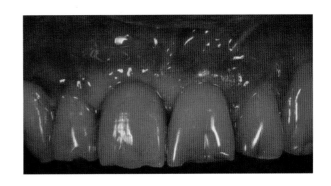

4.6　总结

在种植体植入并采用部分拔牙治疗的方案中，临时修复体的一个优势是在维护种植体周围软组织健康和塑形方面发挥关键作用[20]。制作精良的临时修复体可以用来辅助最终修复体的个性化设计，也可以为最终治疗效果提供充分的预后判断[21]。种植术后临时修复的另一个优势是可以为患者提供术后即刻的美学修复。

致谢

绘图：Udatta Kher

病例（图4.60起）由Udatta Kher医生提供

第5章 多根牙的部分拔牙治疗技术

PET for Multirooted Teeth

Udatta Kher

摘要

采用PET可以在美学区种植体周围获得完美的软组织轮廓，这也为在多根牙中使用PET提供了可能性。但是，两个或两个以上牙根的存在增加了病例的复杂性，需要特别小心操作才能获得与单根牙一致的结果。在本章中，作者分享了他们的临床经验，并详细描述了根盾技术在前磨牙和磨牙区实施的具体步骤。阐述病例的选择及其风险因素，以及如何防止并发症及失败。

5.1 导言

拔牙后牙槽嵴的改变不局限于上颌前牙区。在种植体植入后，无论在牙槽骨的前部还是后部区域，拔牙后都会出现唇颊侧骨的丧失[1-3]。通常建议采用引导性骨再生术进行骨增量以补偿唇颊侧骨塌陷[4-5]。后牙区实施根盾技术与前牙区具有类似的优点[6]，它有助于保持颊侧骨壁的完整性，并有助于保留骨结合后种植体周围的附着龈[7]。这对种植体周围组织的长期稳定维持有积极的影响。如果没有通过骨移植物和/或软组织移植物进行组织增量，颊侧的塌陷会导致修复体侧面轮廓不佳。颊侧塌陷导致食物滞留，造成非自洁区，

它还可能导致前庭丧失，附着龈丧失以及菌斑控制困难。

后牙的根盾可以防止上述所有问题的发生，并有助于种植体周围组织的长期稳定[6]。

Schwimer等[8]的病例报告中讲解了磨牙根盾的技术要点。

5.2 上颌第一磨牙的PET

在上颌磨牙进行PET具有一定的挑战，该位点通常无法有效地切开牙根。牙根的形态和距上颌窦底的距离等解剖学因素，在磨牙PET的病例选择中起着重要的作用[9-10]。通常不可能在磨牙PET后实现初期创口关闭，必须制作个性化的愈合基台，这增加了治疗程序的复杂性[11-12]。

Smith等将多根牙牙槽窝分为3种类型[13]（图5.1）。

A类：种植体完全位于根分叉间的牙槽骨中（图5.2）。

B类：种植体一部分被根分叉间的牙槽骨包绕，一部分没有接触牙槽骨（图5.3）。

C类：无可用的根分叉间牙槽骨供种植体植入（图5.4）。

U. Kher (✉)
Only Smiles Dental Centre, Mumbai, India

© Springer Nature Switzerland AG 2020
U. Kher, A. Tunkiwala (eds.), *Partial Extraction Therapy in Implant Dentistry*,
https://doi.org/10.1007/978-3-030-33610-3_5

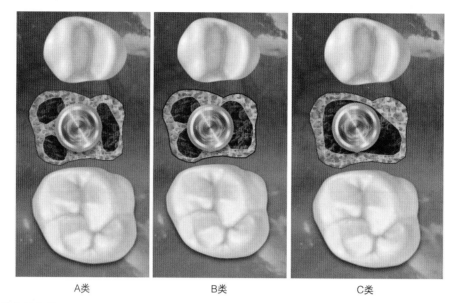

A类   B类   C类

图5.1 多根牙牙槽窝的分类

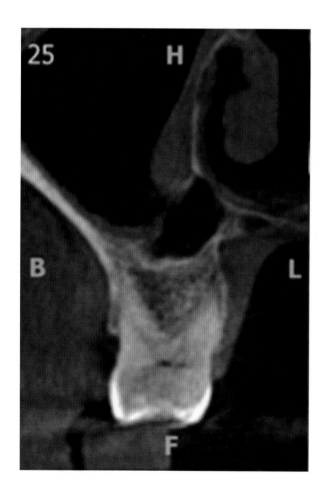

图5.2 足够的根分叉间的牙槽骨以容纳种植体（A类牙槽窝）

图5.3 较少的根分叉间的牙槽骨，难以容纳种植体（B类牙槽窝）

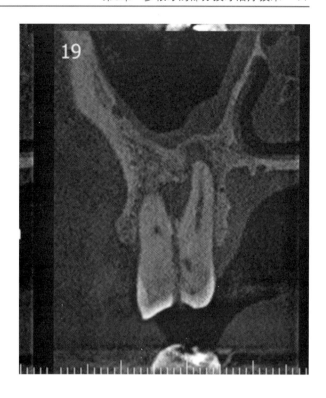

图5.4 缺乏根分叉间的牙槽骨（C类牙槽窝）

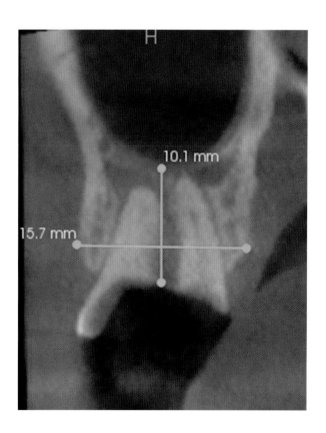

5.2.1　病例选择

选择上颌磨牙PET时，必须考虑以下因素。

适应证

（1）稳定、无法修复的上颌磨牙：应选择曾进行过牙髓治疗并且由于不能全冠修复而无法保证远期修复治疗效果的断牙。

（2）无根尖周病变：所选牙齿不应有根尖周病变。腭根根尖周围的小病变是可以接受的，因为治疗过程中会彻底拔除腭根[14]。

（3）牙根分叉角度较大并具有足够的根分叉间牙槽骨：以修复为导向确定种植体位置，确保种植体长轴从上颌磨牙上部结构冠修复体的中央窝穿出[4,15]。为了成功实现这一目标，必须将种植体植入到坚固的根分叉间牙槽骨中，并获得良好的初期稳定性[16-18]。A类或B类牙槽窝非常适合应用PET[13]（图5.5，图5.6）。

（4）窦底下方的根尖区有足够的骨量：由于植入时大部分种植体表面可能没有被天然骨组织包围，因此在根尖区必须有足够的骨，以保证种植体获得良好的初期稳定性[19-20]。Jung和Cho对上颌窦底与上颌磨牙根部距离之间的关系进行了分类。如图5.7所示，0类和1类适合在磨牙区即刻植入种植体[10]。而2类和3类则需要在牙拔除后即刻植入种植体的同时，进行上颌窦底提升和骨移植材料植入。

禁忌证

（1）松动牙：对于单根牙，牙周受损的松动牙是PET的绝对禁忌证[21]。

（2）颊侧骨壁缺损：根盾的成功与否取决于颊侧骨壁的完整性能否支撑纵切后的颊根[22]。在颊侧骨壁缺失的情况下，根盾分离后很容易产生移位，从而导致不可避免的治疗失败。

（3）上颌窦严重气化：鼻窦底部的气化使窦底部更靠近上颌牙齿的根部[23-24]。这限制了拔牙后即刻植入种植体的可用骨量（图5.8）。在

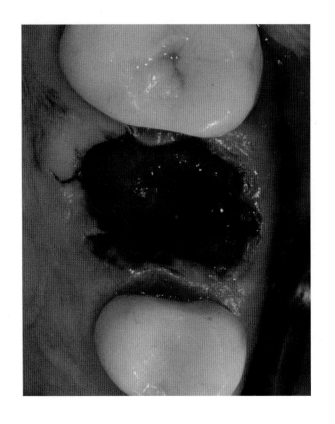

图5.5　上颌磨牙具有足够根分叉间牙槽骨的病例

图5.6 根分叉间牙槽骨不足的病例

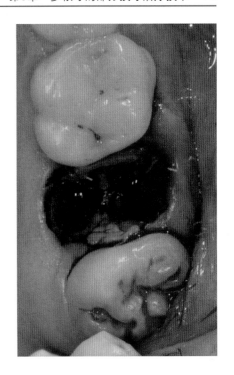

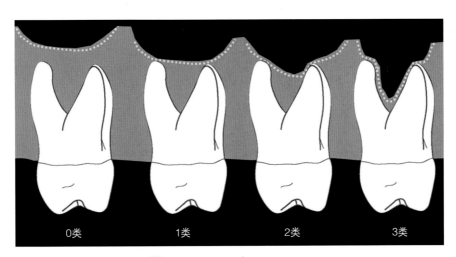

图5.7 上颌磨牙牙根与上颌窦底之间的关系[10]

这种情况下，必须进行间接的上颌窦底提升术，但增加了病例的整体复杂性。作者不赞成这种方式，要将并发症和失败的风险降至最低。然而，Glocker等建议采用分阶段的根盾技术，并尝试同期完成牙槽窝骨增量。此时可以等到牙槽窝实现骨再生后，再行延期植入种植体。

（4）融合根且腭侧骨较少：位置接近的牙根或完全融合的牙根（C类牙槽窝），也使可用

骨量受限，植入种植体时难以获得足够的初期稳定性。

5.2.2 操作步骤

上颌磨牙根盾技术的操作步骤如下：

（1）在水冷却的条件下使用高速金刚砂车针，将牙齿截冠至平龈缘。

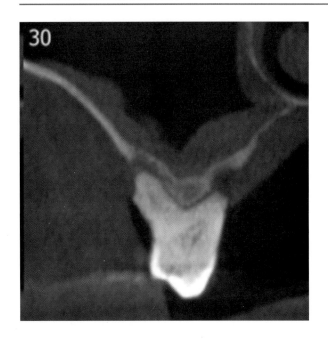

图5.8　该病例磨牙伴有根尖周病变，无唇侧骨壁，伴上颌窦气化

（2）用长柄金刚砂车针将颊根与腭根分开。沿近远中向进行切割，将牙齿完全对分成两半。

（3）在颊腭方向上进行第二次切割，将近中颊根与远中颊根分开。

（4）用尖端较细的牙挺和根钳小心地拔除腭根。

（5）翻一个较小的黏膜瓣，以获得更好的手术视野，随后进行以下步骤。但是，作者更倾向不翻瓣的方法[25]。

（6）用高速涡轮机的大号车针将颊根修整至牙槽嵴水平。

（7）用长柄金刚砂车针在近远中向上进一步切开颊根，以形成颊、腭侧断面。切面应穿过根管中央到达根尖。

（8）用牙周微创器械或尖端非常细的牙挺小心地移动两个颊根的腭侧部分。

（9）拔除两个颊根的腭侧碎片。

（10）使用球形金刚砂车针从断面一直到根尖端，将颊侧根盾磨薄。

（11）拍X线片以确认根盾预备过程中彻底清除了牙胶，并清除了牙根的根尖[26]。

（12）在根盾的内侧做一个小斜面，为修复体提供空间[8]。

（13）仔细检查颊侧根盾的完整性。如果根盾有任何的松动，则应将其取出，并遵循常规的即刻种植操作原则处理[27]。

（14）搔刮牙槽窝并用生理盐水彻底冲洗。

（15）探查牙根间牙槽骨的完整性。

（16）在根分叉处开始预备种植窝，使种植体处于以修复为导向最合适的位置。在这个阶段可以使用外科导板来引导种植体在正确的位置和角度植入。

（17）作者更喜欢使用骨挤压钻头来预备种植窝[28]。这些钻头可以通过挤压周围的牙槽骨来优化种植窝的预备。或者可以使用种植体厂商推荐的专用钻头进行种植位点的预备。

（18）种植窝预备完成后，将种植体在合适的扭矩下植入到最终位置。

（19）使用ISQ设备测量种植体的稳定性。

（20）种植体平台的深度应在根分叉水平，或在颊侧骨壁和根盾平面根方约1mm的位置。

（21）骨替代材料可以放置在空虚的牙槽窝中。作者选择不对跳跃间隙进行骨移植，两者相比并没有在最终结果中发现任何显著差异[29]。可以放置胶原蛋白海绵替代骨移植物，这有助于保留血凝块。

（22）将宽的愈合基台或个性化愈合基台固定在种植体上，以封闭牙槽窝。

（23）如果翻瓣，则使用尼龙单丝缝合材料进行缝合。

（24）术后进行X线片拍摄以确认种植体的位置。

术后2周，患者用0.12%氯己定漱口液漱口。8～10天后将缝线拆除。

3个月后，使用ISQ设备检查种植体的稳定性。如果ISQ值令人满意，则进行最终修复。

5.3 上颌第一前磨牙和上颌第一磨牙的PET病例

图5.9～图5.23展示了拔除上颌第一磨牙和上颌第一前磨牙腭侧根的根盾技术的操作流程。

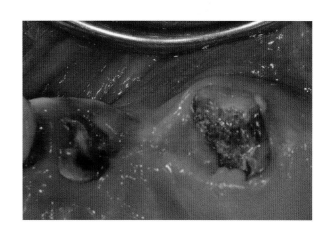

图5.9 术前情况：折裂且无法修复的25和27

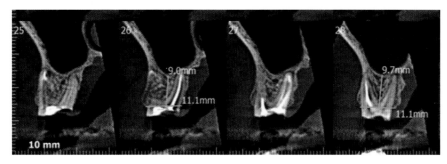

图5.10 26的横截面观

图5.11 拔除腭侧根片，完成颊侧根盾预备

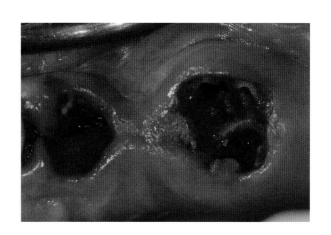

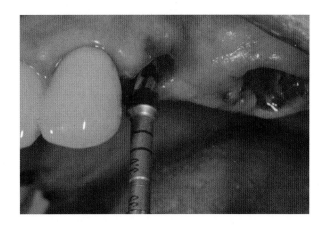

图5.12　使用Densah钻针（Vesah公司，美国）进行种植位点预备

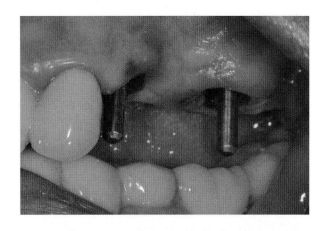

图5.13　以修复为导向定位种植体位置

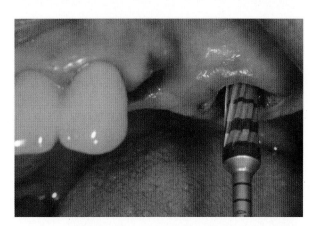

图5.14　使用Densah钻针进行种植窝调整（Versah公司，美国）

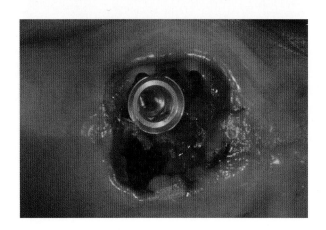

图5.15　种植体植入根分叉区牙槽骨（Biohorizons公司，美国）

图5.16 愈合基台

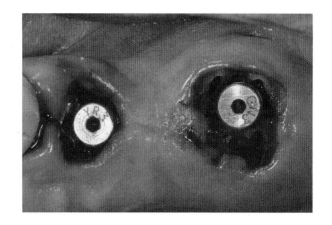

图5.17 可吸收性明胶海绵填充后缝合

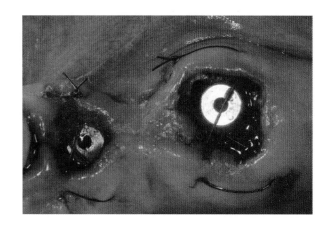

图5.18 愈合3个月后

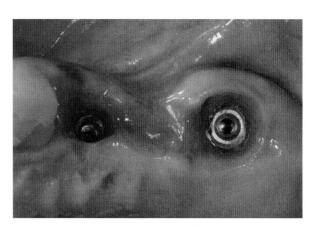

图5.19 制取最终修复体的数字化印模

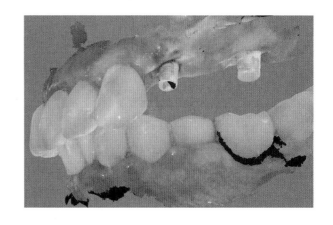

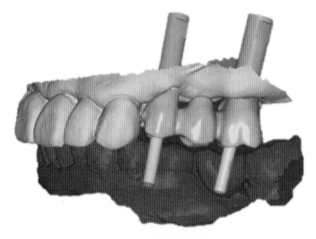

图5.20　最终修复体设计

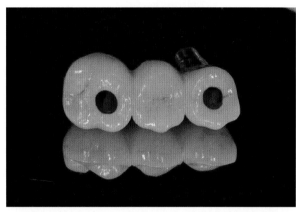

图5.21　螺丝固位的金属烤瓷修复体

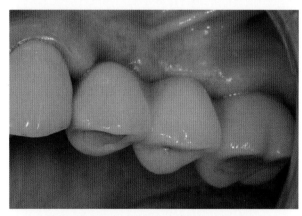

图5.22　最终修复体。注意种植位点周围具有良好的组织轮廓

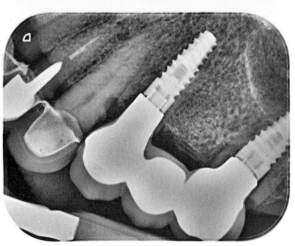

图5.23　术后根尖片

5.4 下颌磨牙的PET

下颌磨牙的PET也遵循类似上颌第一磨牙的操作。唯一的区别是下颌磨牙的牙根数。该操作可使用不翻瓣的方法或使用小翻瓣技术。根尖的根方应有足够的骨量，以避免无意中损伤下牙槽神经。如果下牙槽神经靠近牙齿的根尖，应避免即刻植入种植体。相反，应该考虑进行分阶段的根盾技术（Glocker技术）（见第6章）。在下颌磨牙中，近远中向将两个根切开，并仔细拔除舌侧牙齿碎片。种植体植入需要大量的根间牙槽骨。可以使用骨挤压技术将种植体植入至根间牙槽骨中，以保留可用骨。这有助于种植体获得足够的初期稳定性。完成此步骤后，选择使用个性化愈合基台或具有宽颈设计的成品愈合基台。种植体和牙根盾之间的间隙可以使用可吸收性明胶海绵填充，这将有助于血凝块的稳定，促使牙槽窝内形成新骨。或者采用可完全吸收的骨替代材料，并用胶原膜覆盖。

图5.24 ~ 图5.33展示了如何在具有拔除指征的下颌第一磨牙完成根盾技术。足够的根间牙槽骨确保了种植体可以进行即刻植入。

图5.24 破坏严重且无法修复的下颌第一磨牙

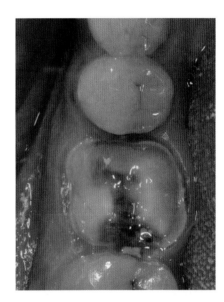

图5.25 拔除牙根舌侧部分，预备根盾

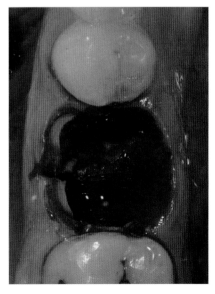

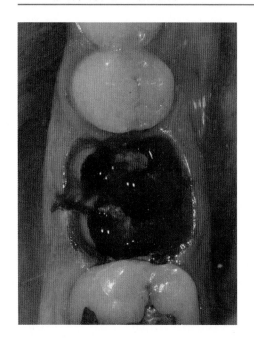

图5.26 在根间牙槽骨中央制备种植窝

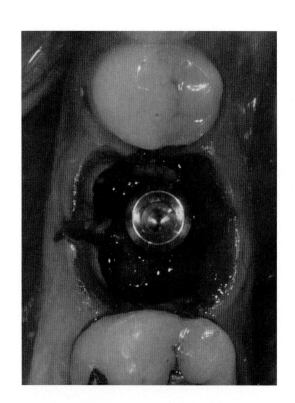

图5.27 在根间牙槽骨植入以修复为导向的种植体（Bio-horizons公司，美国）

图5.28 根盾和种植体表面之间有足够的空间有利于骨生长

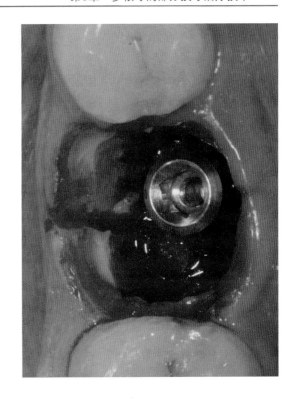

图5.29 将可吸收性明胶海绵置入牙槽窝中，种植体冠方安装愈合基台，行水平褥式缝合

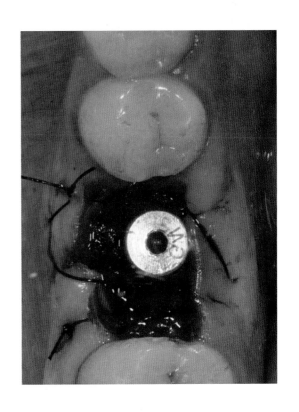

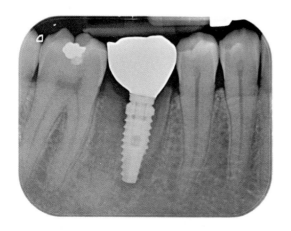

图5.30　术后X线片显示植入的种植体和根盾

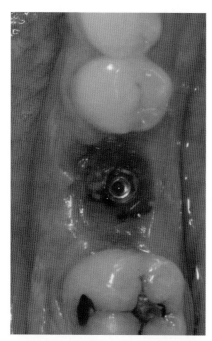

图5.31　种植体植入3个月后愈合位点显示颊侧无组织塌陷

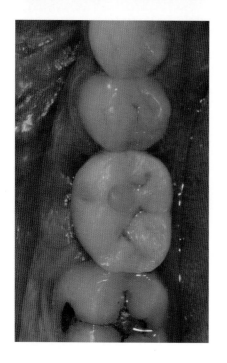

图5.32　螺丝固位的氧化锆冠

图5.33　修复后X线片

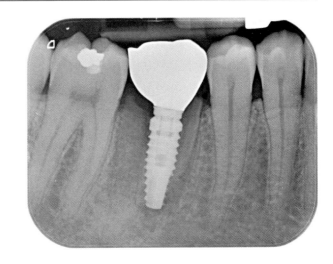

5.5　上颌第一前磨牙的PET

上颌第一前磨牙可能是单根或双根。双根的上颌第一前磨牙的操作与磨牙相似，需拔除腭根。接下来制备颊根的根盾，并将种植体植入至根分叉区的牙槽骨中。由于第一前磨牙在美学区内，因此准确地三维位置植入对于实现良好的穿龈轮廓和令人满意的最终美学修复效果至关重要。如果患者需要，可以制作一个椅旁完成的临时修复体。但应减小牙冠高度并与对颌牙保持距离，无咬合接触，以免对种植体产生不利作用的咬合力而导致种植失败。

3个月后，制作最终修复体替换临时修复体（图5.34～图5.39）。

图5.34　用Densah钻头进行种植位点的预备（Versah公司，美国）

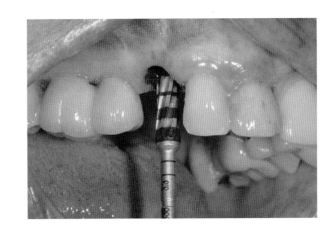

图5.35　位于最终位置的种植体（Biohorizons公司，美国）

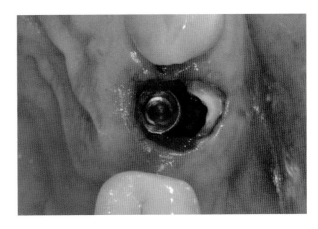

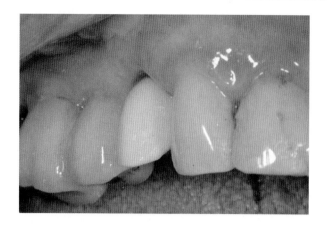

图5.36 螺丝固位的丙烯酸临时修复体

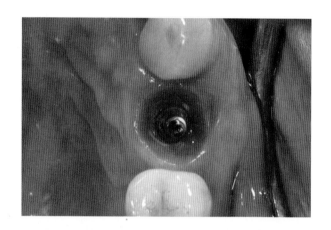

图5.37 3个月后形成良好的穿龈轮廓

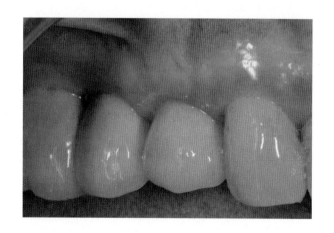

图5.38 螺丝固位的金属烤瓷修复体

图**5.39**　修复后X线片

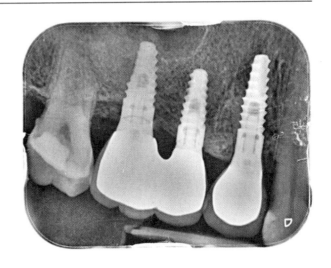

5.6　上颌2颗前磨牙的PET病例

24和25符合拔牙指征。翻小型瓣暴露邻面牙槽嵴顶，使术野清晰，并可以进行准确的根盾预备。2颗牙的根盾预备完成后，将种植体按照以修复为导向的位置植入到牙槽窝中。放置愈合基台，并缝合小型瓣（图5.40，图5.41）。

图**5.40**　不可修复的2颗上颌前磨牙

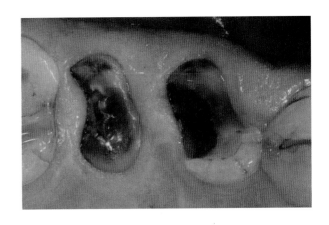

图**5.41**　小型瓣设计保证了根盾预备时和种植体植入时均具有良好的手术视野

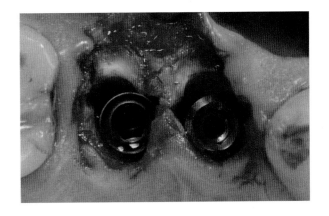

5.7　总结

如何防止牙槽嵴顶和水平性的骨丧失一直是临床医生最关注的问题。即使在后牙区，保存种植体周围骨量在维护组织长期健康中也起着至关重要的作用。将PET概念用于多根牙是实现这一目标有效且经济的方式。

在上颌磨牙和前磨牙的位点，实现以修复为导向的拔牙后即刻种植需要较高的专业技术水平。只有拥有过多根牙拔牙后即刻种植体植入经验和单根牙PET手术经验的临床医生才能尝试这一术式。

致谢

绘图：Udatta Kher

第6章　根盾技术的演变
Variations of the Socket Shield Procedure

Udatta Kher, Payal Rajender Kumar

摘要

为了适应不同的临床情况，根盾的操作步骤在技术层面经历过多次变更。尖牙具有超长的牙根，在牙片切割和种植体植入时需要格外注意。在处理拟行部分拔牙治疗技术（PET）的邻牙时应对根盾程序有所改进。改进后的方法能够成功处理具有小范围根尖周病变的牙齿。虽然"C"形根盾有异于传统的根盾设计，但在2颗相邻牙齿的种植治疗中具有显著优势。当一些病例无法进行即刻种植时可采用分期根盾程序。本章论述了原始技术的所有改良方法，帮助读者更好地理解操作中的细节变化。

6.1　导言

根盾技术不断发展，在上颌切牙以外的部位应用也逐渐增多。大量上颌切牙的临床病例验证了这是一项成功的技术，将该技术扩大至其他牙位加以应用也变得尤为重要。随着时间推移，根盾制备方法也在逐渐发生微小的变化。这些变化能够帮助牙间的牙龈组织获得更好的填充，甚至在感染位点也可以进行这项操作。

以下临床情况需要采取与前面章节中提到的技术略微不同的方法：

（1）上颌尖牙的根盾技术。

（2）骨开窗位点的根盾技术。

（3）连续缺牙位点的根盾技术。

（4）相邻种植位点的"C"形根盾。

（5）分阶段的牙槽窝根盾技术（Glocker技术）。

6.2　上颌尖牙的根盾技术

在施行尖牙根盾术时，其牙根构成了独特的挑战。尖牙牙根通常过长[1-2]难以使用反角手机联合传统长柄钻分割牙体（表6.1）。

反角手机头常常容易碰到邻牙，阻碍长柄钻头的进一步深入。处理这种情况的方法有很多。使用直机、直碳钢钻头切割过长的牙根。也可以通过美学颊侧瓣[3-4]为入口磨除尖牙的根尖端，其方法为采用长柄钻尽可能磨除能够去除的牙根，之后通过远中切口进入，并去除尖牙根尖，操作方法类似于根尖切除术。

U. Kher (✉)
Only Smiles Dental Centre, Mumbai, India

P. Rajender Kumr
Private Practice, New Delhi, India

© Springer Nature Switzerland AG 2020
U. Kher, A. Tunkiwala (eds.), *Partial Extraction Therapy in Implant Dentistry*,
https://doi.org/10.1007/978-3-030-33610-3_6

尖牙根盾制备的难点是尖牙牙根通常超过种植体的长度（表6.1），造成该类病例难以获得初期稳定性。此种情况下种植位点应有充足的腭侧骨组织以锚定种植体[5]。由于在施加扭力时种植体会过于靠近根盾，如牙根过长或腭侧骨板不足会使操作复杂化。

表6.1　人类牙齿的平均长度（mm）[2]

	上颌	下颌
中切牙	22.5	20.7
侧切牙	22.0	21.1
尖牙	26.5	25.6
第一前磨牙	20.6	21.6
第二前磨牙	21.5	22.3
第一磨牙	20.8	21.0
第二磨牙	20.0	19.8

6.2.1　病例1

以下病例展示了如何克服上颌尖牙根盾制备的技术难点。

患者，女性，40岁。一侧上颌尖牙曾行桩核冠修复，现牙齿折裂无法保留。采取根盾技术联合即刻种植、临时冠即刻修复。完成骨结合后采取烤瓷熔附金属冠修复（图6.1~图6.7）。

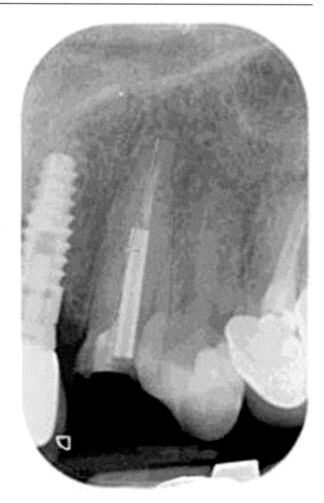

图6.2　尖牙牙根过长

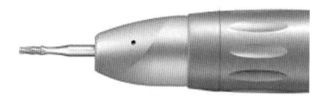

图6.3　直机安装直的碳钢钻头

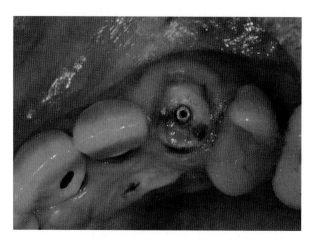

图6.1　折裂的上颌尖牙

图6.4 分割、拔除牙根后。注意腭根根尖部位

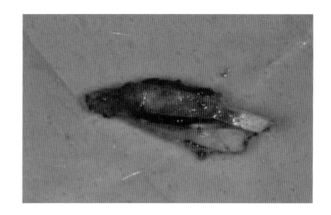

图6.5 贴近腭侧骨板植入种植体

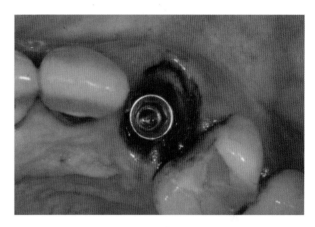

图6.6 完成最终修复的术后影像学照片

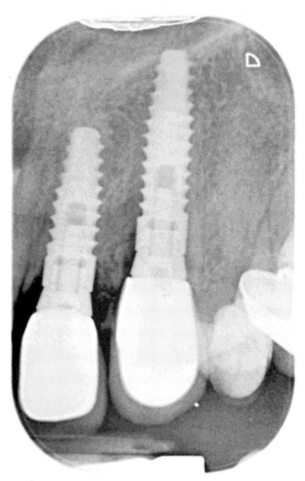

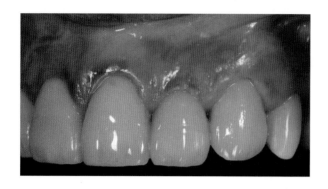

图6.7　螺丝固位金属烤瓷冠修复

6.2.2　病例2

以下病例展示了尖牙牙根过长，即使用最长的钻头也无法到达根尖，因此从前庭翻瓣去除根尖。贴着牙槽窝腭侧壁植入种植体，在根尖骨缺损区域放置骨替代材料并覆盖胶原膜。在前庭区做半月形切口，类似于根尖切除术的切口。采取这一切口还可以完成根尖切除术联合根尖周病变清创术[3-4]。在骨缺损区置入骨替代材料和胶原膜（图6.8～图6.12）。

图6.8　折裂的尖牙

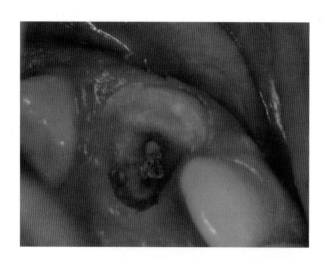

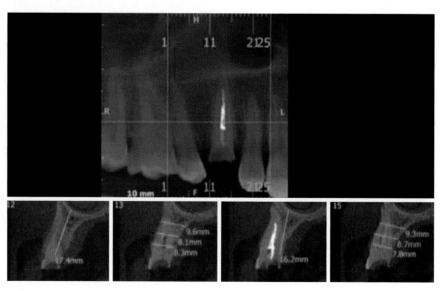

图6.9　过长的尖牙牙根

图6.10 通过前庭切口行尖牙根尖切除术

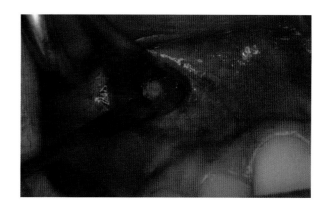

图6.11 制备根盾并植入种植体

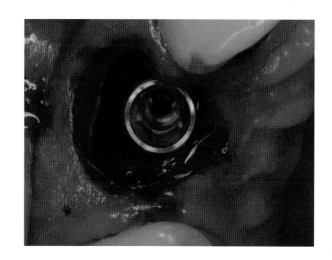

图6.12 同种异体移植物置入根尖缺损区

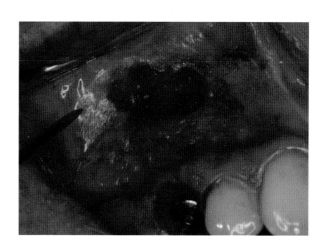

6.3 骨开窗位点的根盾技术

去除根尖端，彻底清除根尖周炎症是根盾术成功的先决条件。残留的病变会严重影响治疗效果[6]。如存在根尖周病变，则在制备根盾后难以彻底清除牙槽窝炎症。此类病例应选用美学颊侧瓣进入根尖区进行清创[7-9]。

6.3.1 病例3

以下病例展示了如何在伴有骨开窗的根盾手术中应用美学颊侧瓣。

患者，女性，62岁。左侧上颌中切牙疼痛。患牙曾行牙髓治疗且牙冠边缘不密合。根尖X线片和CBCT显示该处有直径约4mm，边界清晰的根尖周病变。唇侧边缘骨壁完整，根尖区有骨开窗缺损。

牙齿牢固有健康的牙周膜。治疗方案是进行根盾术同期植入种植体并行临时冠修复。

这个病例的难点在于如何彻底去除牙根根尖部分，并清除根尖周病变。

按照第2章中描述的方法拔除部分牙根并进行根盾制备。在膜龈联合以下2mm行半月形切口弧形向上进入前庭区，掀开全厚黏骨膜瓣暴露骨开窗缺损区。用高速涡轮机球形金刚砂车针磨除牙根根尖部分。随后彻底刮净根尖周区域。

遵循即刻种植的传统技术在牙槽窝腭侧骨壁进行种植位点预备，植入1颗锥形内六角种植体（Biohorizons公司，美国）。根尖缺损区置入异种骨移植材料（Biooss，Geistlisch公司，瑞士），

根据缺损形状修剪胶原膜（Bioguide，Geistlisch公司，瑞士）并覆盖于其上。之后用4.0的PTFE缝线（Cytoplast, Osteogenics，美国）关闭半月形切口。

在种植体上方安装PEEK临时基台（Biohorizons公司，美国）。采用PTFE封堵螺丝孔，利用Protemp 4（3M公司，美国）和硅橡胶导板制作临时冠。调改、抛光临时冠。种植体和根盾之间间隙不填塞骨替代材料。以20N·cm扭矩固定牙冠。用PTFE胶带和流动树脂（3M公司，美国）封闭螺丝孔。

愈合6个月后，制作最终修复体。从术后影像资料可以看到，种植体边缘组织愈合非常好，根尖区炎症完全消失（图6.13～图6.27）。

图6.13　术前情况：21患牙口内观

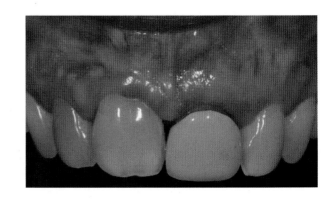

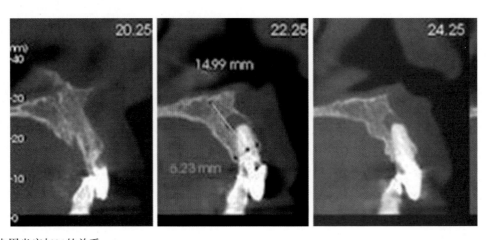

图6.14　根尖周炎症与21的关系

图6.15　切割牙根并拔除腭侧部分

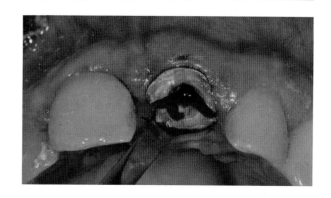

图6.16　完成根盾预备

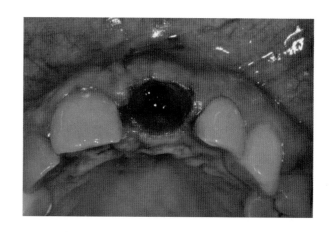

图6.17　唇侧美学切口的轮廓

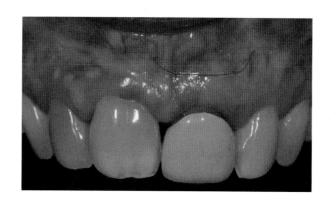

图6.18　去除牙根根尖

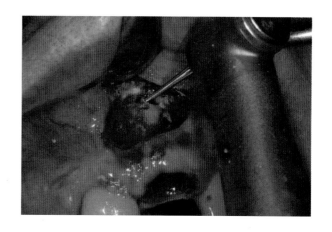

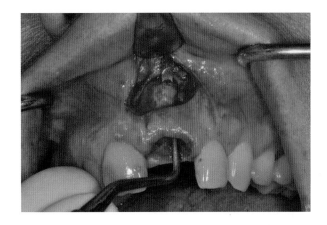

图6.19　刮除根尖周肉芽肿

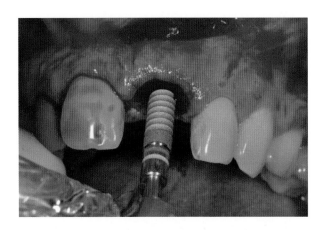

图6.20　植入种植体（Biohorizons公司，美国）

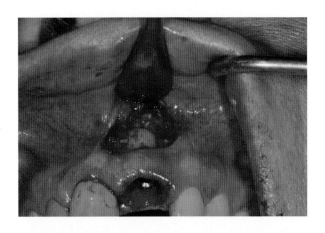

图6.21　根尖骨缺损区骨移植

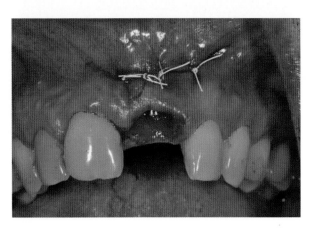

图6.22　切口间断缝合

图6.23 PEEK临时基台

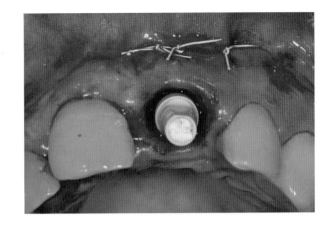

图6.24 螺丝固定临时修复体

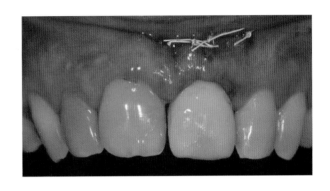

图6.25 愈合6个月后

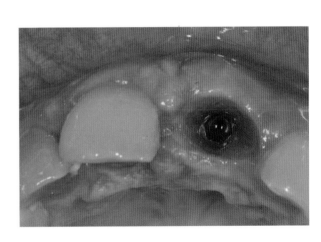

图6.26 永久修复体

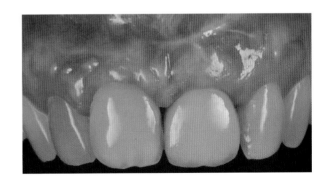

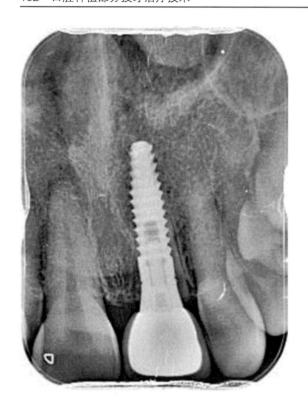

图6.27　修复后X线片

6.4　连续缺牙位点的根盾技术

当牙弓内有多颗相邻患牙连续缺失时，是非常适合应用部分拔牙治疗的[10]。该类病例面临的最大挑战是如何保存相邻种植体间的龈乳头[11]。相邻种植体间牙槽嵴顶的骨量缺失会导致邻间龈乳头的丧失[12-13]。邻牙缺失还导致唇侧组织轮廓塌陷。"黑三角"的存在常造成该类患者修复中的美学问题。临床医生通常通过加长两个相邻修复体的邻面接触区来改善"黑三角"的问题，这会使牙齿看上去不自然、不美观[14-16]。

为了维持相邻种植体间邻间龈乳头高度，文献中提出可使用扇贝形种植体设计[17-19]、延期植入种植体、联合软组织移植术等方法[20-24]。植入种植体后在相邻的桥体位置行软组织移植，桥体设计为卵圆形[25-26]。但上述这些技术并非适用于所有病例，成功率也是有限的。

需要拔除的邻牙通过采取部分拔牙治疗保留了邻间牙槽骨，从而提高了保留完整龈乳头的概率。

6.4.1　病例4

以下病例展示了在牙齿拔除后，如何在种植体支持的侧切牙和尖牙修复体之间保存良好的软组织轮廓（图6.28～图6.32）。

图6.28　无法保留的12和13

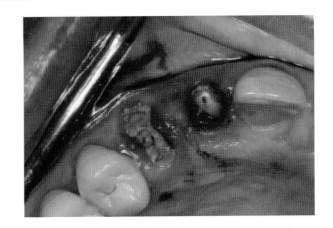

图6.29　依照经典的方法制备根盾，并植入种植体（Osstem种植公司，韩国）

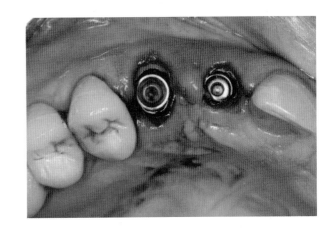

图6.30　制作螺丝固位单冠临时修复体，以支持种植体周围软组织和邻间龈乳头

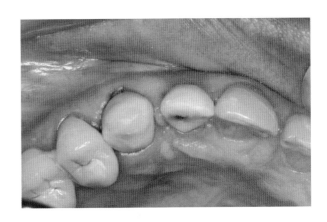

图6.31　最终的冠修复体，周围组织健康，轮廓完美

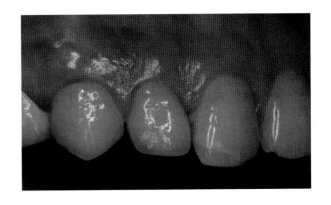

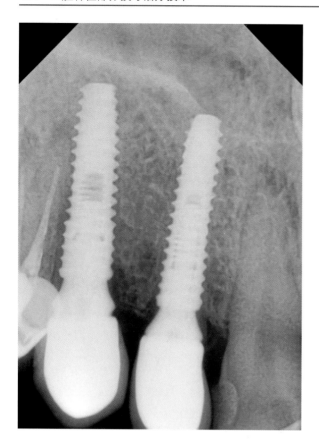

图6.32 修复后影像显示两相邻种植位点间骨高度良好

6.4.2 病例5

两颗中切牙的种植修复是临床上难度最大的病例之一。以下病例采取根盾术联合同期种植体植入和椅旁临时冠修复。术后4个月种植位点愈合良好，最终修复体周围自然的组织轮廓和邻间龈乳头得以维持（图6.33～图6.37）。

上面两个病例展示了在美学区行连续缺牙种植术时，如何通过根盾技术保存邻间组织。这项技术最标志性的特点是不使用任何生物材料和任何有侵入性的外科技术便可获得良好的美学效果。

图6.33 双侧上颌中切牙缺失行根盾术同期植入2颗种植体

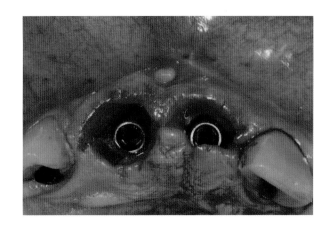

图6.34 4个月后去除临时修复体所得的软组织轮廓

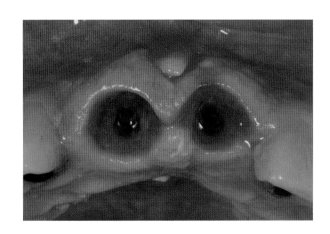

图6.35 形成良好的组织轮廓

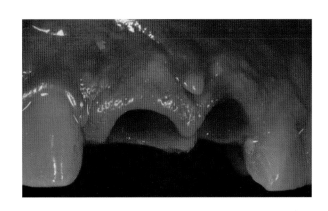

图6.36 最终的金属烤瓷冠修复体

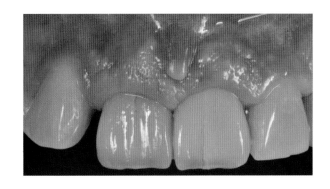

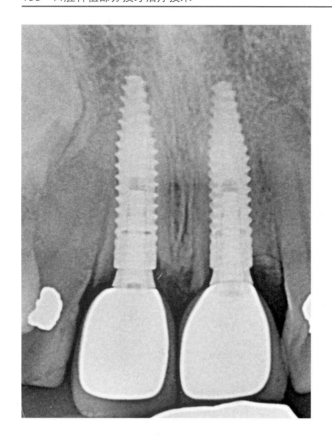

图6.37 修复1年后X线片

6.5 相邻种植位点的"C"形根盾

根盾技术最显著的优点是能够长期维持唇侧骨壁，这与该技术保留了部分牙周膜有关[26-27]。向邻间延伸的根盾有助于维持邻间牙槽嵴[7,10]。连续缺牙的情况下牙周膜丧失会使牙齿间的牙槽嵴顶吸收，导致邻间龈乳头退缩或消失，因此该技术保留牙周膜的理念尤其适用于这类病例。

"C"形根盾能够防止邻间牙槽嵴顶吸收，从而维持了龈乳头的高度[11]。

6.5.1 病例6

患者，女性，32岁。因外伤导致前牙冠折。

前牙11–22于8年前曾行牙髓治疗。制备"C"形根盾，植入种植体后在椅旁制作临时修复体。完成骨结合后软组织轮廓被很好地保存了下来。"C"形根盾可以支撑邻间龈乳头，预防修复后"黑三角"的产生（图6.38～图6.43）。

当种植体周围天然骨组织有限时，较难采取"C"形根盾技术，如侧切牙这类较小的牙槽窝。这种情况下无法避免根盾与种植体紧密接触。根据作者的经验，"C"形根盾最适用于中切牙和尖牙，因为它们的近远中宽度足够，可以选择合适直径的种植体而不接触到根盾。由于现有的"C"形根盾成功的数据有限，尚不能将其作为根盾预备的常规方法。

图6.38　术前情况：折断的11–22

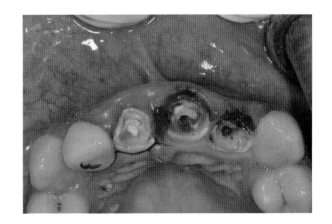

图6.39　设计"C"形根盾以维持邻间组织的高度和轮廓

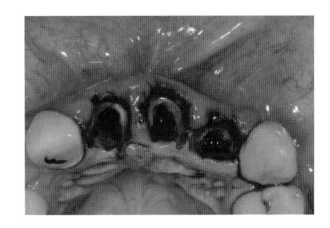

图6.40　在牙槽窝腭侧壁即刻植入种植体（Biohorizons公司，美国）

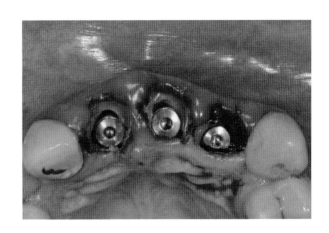

图6.41　螺丝固位的临时修复体

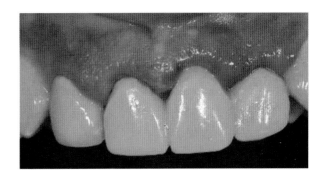

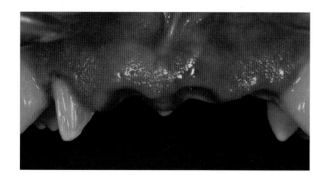

图6.42　术后4个月取下临时修复体时的口内情况。可见组织轮廓得以维持

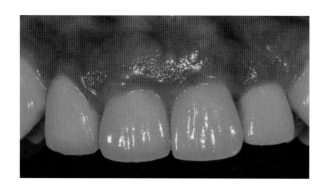

图6.43　最终金属烤瓷修复体展现了良好的组织轮廓，邻间龈乳头高度得以维持，没有产生"黑三角"

6.6　分阶段的牙槽窝根盾技术（Glocker技术）

该改良术式是在根盾预备后分期植入种植体。预备根盾同期植入种植体可以缩短治疗时间。但在特定临床情况下，待牙槽骨愈合及骨质新生完成后延期种植可能更加安全[28]。

采用分期根盾技术，而不采用即刻种植的适应证如下：

（1）解剖因素：部分拔牙治疗后的骨解剖条件不适合即刻种植时。此种情况下部分牙拔除同期植入种植体，可能容易导致种植体位置或角度出现偏差，与预计的修复计划相违背。磨牙、前磨牙等多根牙尤其如此。有时，对于牙根过长的上颌尖牙也应更谨慎地采取分期种植。现有最长的种植体通常也短于上颌尖牙牙根的长度。

有时上颌尖牙、前磨牙和磨牙的根尖与上颌窦相通。在这种情况下连同腭侧根尖部分拔除牙根会导致口腔上颌窦相通，必须等待拔牙创愈合

后延期种植。

此类病例由于缺乏根尖区骨组织，种植体难以获得初期稳定性，无法行即刻种植[29-30]。需待牙槽窝愈合后再进行种植手术。

（2）根尖感染：虽然已有文献描述伴有根尖周病损的牙齿采取部分拔牙治疗后同期种植的成功病例，但这种方法存在不可避免的潜在风险[31-32]。一般来说待根尖周炎症彻底消失后进行种植会更加保险。因此，在一些伴有中等范围或小范围根尖周感染的病例，拔牙后彻底刮除根尖周炎症组织并延期种植可以减少术后并发症。部分拔牙治疗及根盾手术后等待12周或更长的时间，可以为临床医生提供一个无菌的、更健康的种植环境，也提供了额外的软组织便于医生关闭创口。唇侧的根盾可以预防唇侧骨板吸收[33]。因此，可以在特定的临床情况下延期植入种植体，而不必担心牙槽嵴塌陷。这是该技术一个显著的优点，因为在牙齿完全拔除后早期种植时，必须要使用生物材料增加组织轮廓替代丧失的唇侧骨

板。在Glocker技术中则可以不使用生物材料。

（3）青少年患者：对于骨骼未发育完全的青少年患者应采取延期种植[34-35]。这些患者在拔牙后等到能够进行种植时会发生牙槽嵴完全塌陷。采用部分牙拔除可以避免牙槽嵴轮廓的改变，维持唇舌侧牙槽骨宽度和垂直骨高度，以利于后期种植修复。

（4）术者的倾向性：预备根盾同期植入种植体，并完成临时冠修复体，对于缺乏经验的种植医生来说着实让人心中紧张，没有把握。将手术分为2个步骤能够降低治疗的复杂性。

6.6.1 外科技术

（1）在局部麻醉之后，利用第2章中所描述的技术和设备拔除牙根腭侧部分。

（2）采用不翻瓣或翻瓣的方式完成手术，常规方法制作根盾，选择原则见第2章。

（3）采用胶原海绵填充牙槽窝，缝合固定。不需要获得初期的创口关闭。但是作者遇到过在牙槽窝愈合阶段软组织长入牙槽窝内的情况。

（4）使用骨替代材料填入牙槽窝，拔牙窝上方覆盖移植的游离龈瓣待其愈合。作者发现使用骨替代材料时牙槽窝愈合后的骨质条件更佳。

（5）可以根据临床情况决定采取早期种植（愈合6周后）或延期种植（愈合12周后）。如果在修复位点有合适的骨量，可以进行早期种

图6.44 术前情况：14牙折裂无法保留

植。由于根尖周病变造成的根尖骨缺损，最好保守一点等到牙槽窝骨质完全愈合后再进行种植。

（6）通过第2章所述的常规方法，确定以修复为导向的种植体的三维位置。

（7）在Glocker技术[36]中重要的是使用Densah钻（Versah公司，美国）压紧种植体和根盾之间的骨质。根据说明书，当钻针反转时可以保留备洞位点中余留的骨组织，同时在预备的窝洞周围形成致密的骨质。这有助于种植体获得更好的稳定性。作者使用这项技术时获益颇多。

（8）种植体冠方安装临时修复体或愈合基台。

（9）种植体骨结合后制作最终修复体。

6.6.2 病例7

患者，男性，44岁。14牙折断。患牙为严重的牙体缺损需要拔除。由于根尖牙槽骨菲薄易折，即刻种植难以获得良好的初期稳定性。计划采取分期根盾术，仅拔除部分牙根，进行根盾预备。愈合6周后，植入种植体。种植当天安装愈合基台。3个月后，组织愈合无异常。取下愈合基台可见良好的组织轮廓（图6.44～图6.59）。

对于一些棘手的临床病例，采取根盾的Glocker技术，在不影响最终治疗结果的情况下完成分期种植，是一种实用又有效的方法。作者推荐初次尝试部分牙拔除治疗的医生使用该方法，

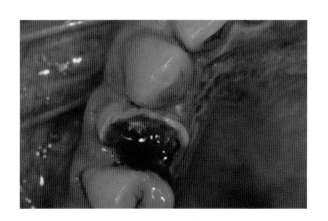

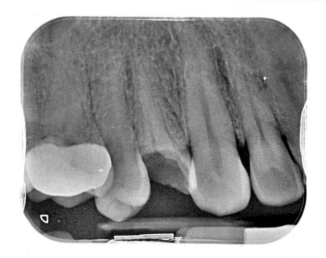

图6.45　折裂牙14的影像学照片

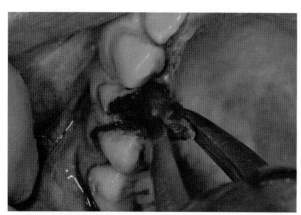

图6.46　拔除腭根

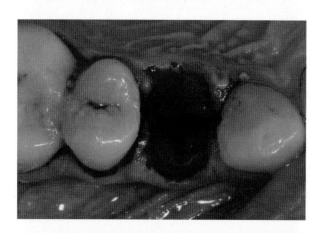

图6.47　预备根盾

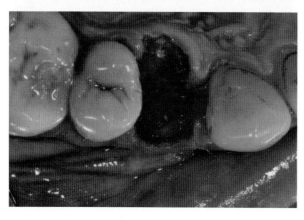

图6.48　牙槽窝内填入胶原海绵

图6.49 预备后根盾的X线片

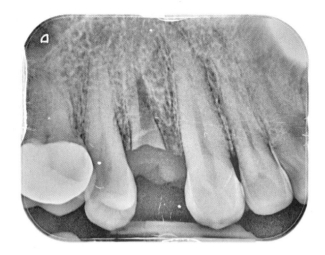

图6.50 愈合6周后

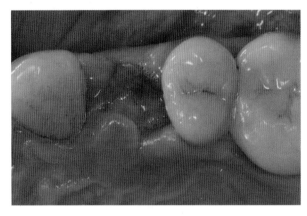

图6.51 植入种植体（Biohorizons公司，美国）

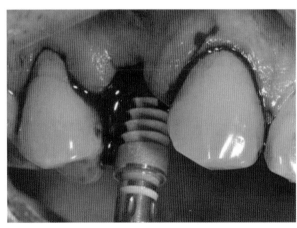

图6.52 沿正确的修复方向植入种植体

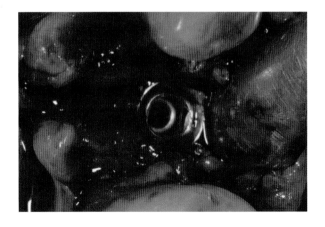

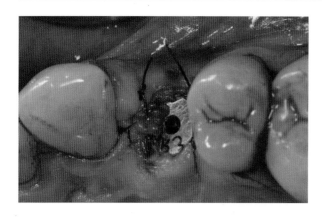

图6.53 旋入愈合基台，关闭小翻瓣

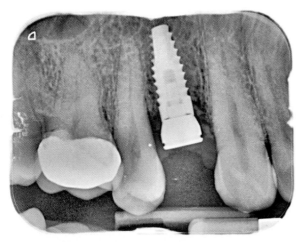

图6.54 种植体植入当天的术后X线片

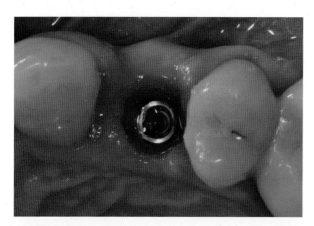

图6.55 愈合4个月

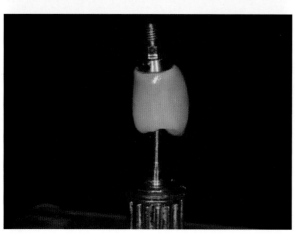

图6.56 钛基台上制作的螺丝固位氧化锆冠

图6.57　术后最终修复照片

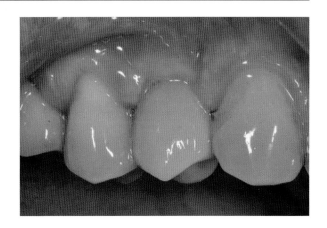

图6.58　修复后X线片

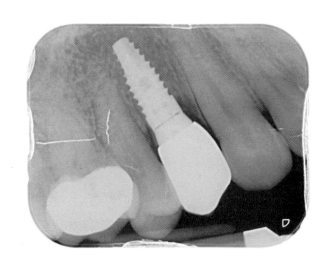

图6.59　术后1年随访显示种植体周围健康的软组织轮廓

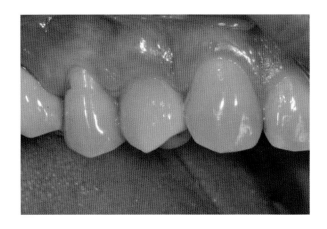

可以简化外科操作流程，缩短学习进程。

6.7 总结

PET是一项不断进展的科学技术。随着这个领域的学者们累积的经验逐渐增加，传统方法也在慢慢发生改变。开展这门技术的临床医生需要不断增进知识水平，使手术更安全、更快速，获得更具可预期性的治疗效果。

致谢

病例2（6.2节）由T. V. Narayan医生提供

病例4（6.4节）由Sameer Karavkar医生、Navi Mumbai医生提供

第7章 桥体位点的处理
Pontic Site Management

Tarun Kumar, Sudhindra Kulkarni, Udatta Kher

摘要

牙齿拔除后牙槽骨便开始吸收。牙根埋入技术（RST）和桥体盾（PS）技术体现了部分拔牙治疗的理念。保留全部或部分牙根有利于保留牙槽软硬组织。RST保留了完整牙根，PS是制备与根盾相似的根盾结构，仅保留颊侧部分牙根。RST是部分拔牙治疗技术（PET）理念下的第一项技术。本章讨论此两种技术的适应证、禁忌证、临床注意事项、并发症及处理方法。

7.1 导言

牙根埋入技术（RST）和桥体盾技术是部分拔牙治疗技术（PET）的组成部分。只有当牙齿或牙根符合拔除指征时才能采取这两种术式。这两种术式都有利于维持桥体位点下的牙槽嵴轮廓。只有当需要拔除的牙根是健康、无感染时才会选择RST，当牙根存在小范围根尖周病损可选择PS技术（图7.1）。

7.2 牙根埋入技术

拔牙会引发一系列变化，导致拔牙后3个月内牙槽骨有高达56%的吸收，并且该吸收会持续终身[1]。牙齿拔除后的骨吸收是不可避免且持续进行的（见第1章）。拔牙后颊侧骨壁吸收导致牙槽骨在水平向及垂直向上尺寸持续性改变[2-3]，因此难以在桥体位点获得理想的穿龈轮廓，这是美学和功能修复牙科的一大难题（图7.2）。

为了获得令人满意的美学效果需要采取复杂的软硬组织重建术。尽管可以采取牙槽嵴保存或牙槽窝骨移植术，但骨改建仍然会如期发生[4]。

有时桥体位点持续性的骨吸收会在数年后造成美学问题，也会引发与口腔卫生维护相关的问题。Salama等[5-6]和Gluckman等[7]提出在拔牙过程中保留牙根或部分牙根以维持软硬组织轮廓。保留牙根或部分牙根有助于保留与牙槽骨附着的牙周韧带，从而维持了束状骨的血液供应。1970年，Howell即提出通过保留无牙颌覆盖义齿下方

T.Kumar (✉)
Department of Implantology, Bapuji Dental College, Davanagere, Karnataka, India

S. Kulkarni
Department of Implantology, SDM Dental College, Sri Dharmasthala Manjunatheshwara University, Dharwad, Karnataka, India

Private Practice, Hubli, Karnataka, India

U.Kher (✉)
Only Smiles Dental Centre, Mumbai, India

© Springer Nature Switzerland AG 2020
U. Kher, A. Tunkiwala (eds.), *Partial Extraction Therapy in Implant Dentistry*,
https://doi.org/10.1007/978-3-030-33610-3_7

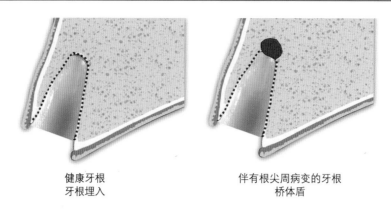

健康牙根
牙根埋入

伴有根尖周病变的牙根
桥体盾

RST与PS技术的适应证

图7.1   牙根埋入技术和桥体盾技术的适应证

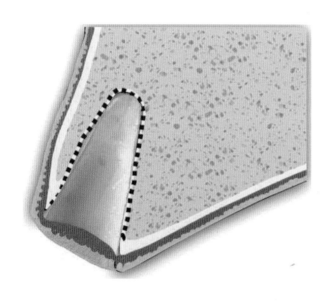

图7.2   软组织覆盖埋入牙根

的牙根以维持牙槽骨轮廓的方法，该技术被称为牙根埋入技术（RST）[8]。

牙根埋入术是保留位于牙槽骨内的牙根根部防止牙槽骨吸收，从而保留牙槽嵴轮廓。

早在1970年，Malmgren等就报道了这项技术[9-10]，并在埋入的牙根周围成功获得了牙槽骨的重建。Howell观察到在全口覆盖义齿下方，保留根管治疗后的牙根减少了牙槽骨吸收[8]。这一概念在随后的数年内获得拓展，也应用于固定局部义齿下方的桥体位点。埋入全部牙根还是部分牙根很大程度上取决于牙根的状态和固定修复下方桥体位点处对于牙槽嵴维持的要求。

7.3 RST发展的时间线

Howell F, 1970：采用牙髓治疗后的牙根保留牙槽骨[8]
Whitaker, 1974：埋入式牙根组织学反应的研究[11]
Levin, 1974：有计划地埋入无髓牙根[12]
Guyer SE, 1975：选择性地保留部分活髓牙根以支撑覆盖义齿[13]
Plata RL, 1976：在实验犬中有计划地保留埋入活髓牙根[14]
O'Neal RB, 1978：埋入根管治疗牙根以保存牙槽骨[15]
Welker WA, 1978：预防性地修复–黏膜覆盖牙根[16]
Garver DG, 1980：人活髓牙根的保留：总结性报道[17]
Von Wowern, 1981：RST保存牙槽骨的4年随访研究[18]
Garver DG, 1983：保留即刻义齿下方黏膜根方的活髓牙根[19]
Lambert, 1984：犬实验中自体真皮瓣移植覆盖骨内埋入的牙根[20]
Harper K, 2002：埋入式保留根管治疗后牙根以保存桥体下方牙槽骨[21]
Salama MA, 2007：美学种植治疗中桥体位点RST的发展[6]
Howard Gluckman, 2016：将新名词"部分拔牙治疗技术（PET）"引入文献，总结这些保留牙槽嵴的治疗方法，提出PET的分类和应用指南[7]

7.3.1 适应证

只有当需要拔除的牙根没有根尖周病变时才能采取牙根埋入技术。以下这些临床情况可以采用牙根埋入技术（RST）：

（1）作为牙支持式局部固定义齿的桥体位点。

（2）作为种植体支持的局部固定义齿的桥体位点。

（3）活动义齿下方维持牙槽嵴尺寸。

（4）种植体支持的义齿的悬臂下方。

（5）为骨骼发育不完全的青少年患者将来的种植位点保存骨量的一种手段。

7.3.2 禁忌证

在某些临床情况中应严格禁止使用RST。下述情况中，应彻底拔除牙根并结合骨和软组织移植等常规的治疗方法：

（1）伴有根尖周感染的牙齿。

（2）纵裂的牙齿。

（3）松动的牙齿。

（4）伴有内吸收或外吸收的牙齿。

7.3.3 临床注意事项

医疗设备

带冲洗的高速涡轮机、直形和球形碳钢车针、球形金刚砂精修车针、牙龈保护装置。

凡是伴有根尖周病变的牙齿在进行RST之前必须完成根管治疗。截根后被软组织覆盖的牙根可以考虑采取活髓RST术以维持血液供应。牙髓感染的牙齿需完成根管治疗后再埋入牙根[6]。

7.4　外科技术

（1）使用高速钻针在颊侧龈缘水平截断牙齿。

（2）使用牙龈保护装置保护牙槽嵴顶的软组织。

（3）使用火焰状或球形金刚砂车针修整根面至牙槽嵴顶水平（图7.3，图7.4）。

（4）之后在喷水冷却下用球形金刚砂车针挖空牙根中心，为桥体下方软组织创造额外的空间。这个凹陷可以避免愈合过程中牙根暴露。在埋入牙根冠方应至少保留2mm厚的软组织，以防止牙根移动或暴露[2]。

（5）为了保证愈合，可以通过以下方法实现初期软组织关闭。

- 颊侧推进黏膜瓣以获得软组织初期闭合。
- 应用组织环切的方法从腭部或上颌结节处获得游离龈瓣（FGG），进行游离龈移植。
- 从腭部或上颌结节处获得游离结缔组织瓣进行结缔组织移植。
- 腭部带蒂瓣。

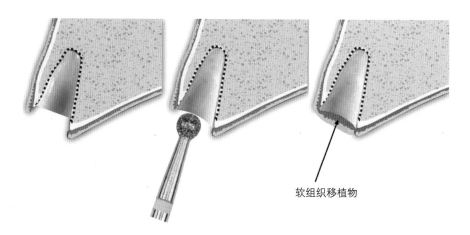

软组织移植物

牙根埋入

图7.3　牙根埋入术的牙根预备

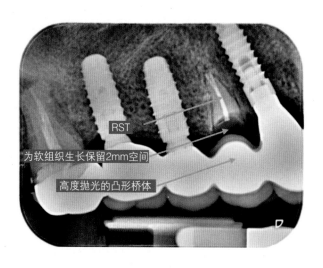

RST

为软组织生长保留2mm空间

高度抛光的凸形桥体

图7.4　影像学检查显示修整后外形正确的RST和凸形桥体，以及两者之间保留的软组织的最佳生长空间

7.5 病例

以下病例展示了联合软组织增量的牙根埋入技术。

7.5.1 病例1

患者，男性，26岁。外伤导致3颗前牙牙折。拔除11和22行即刻种植。21根管治疗后埋入。利用腭部上皮下带蒂瓣覆盖根面。两颗种植体支持的金属烤瓷修复体的桥体下方埋入牙根，有利于维持桥体根方良好的软组织轮廓（图7.5～图7.13）。

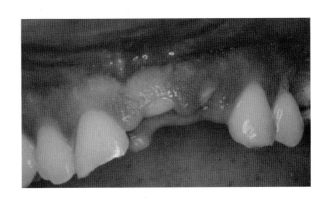

图7.5 11、21和22牙折，11和22为种植位点，21为桥体位点

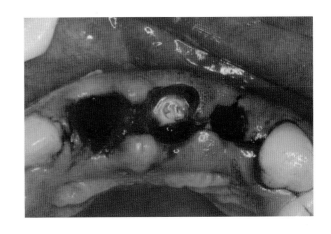

图7.6 拔除11和22拟行种植修复，21根管治疗并修整后，待承接桥体

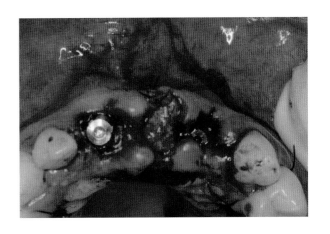

图7.7 从腭部取结缔组织瓣（CTG）覆盖于21位点

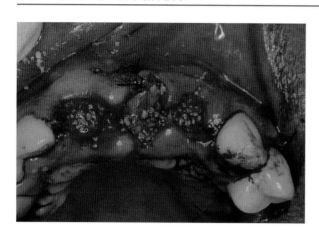

图7.8　11和22位点种植平台上方骨移植并覆盖结缔组织瓣

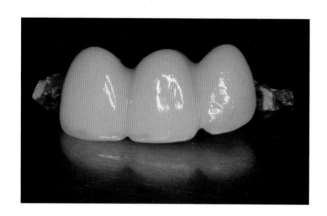

图7.9　制作马里兰桥行临时修复

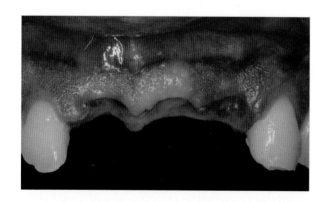

图7.10　临时修复体帮助软组织轮廓成形，埋入的牙根由软组织覆盖

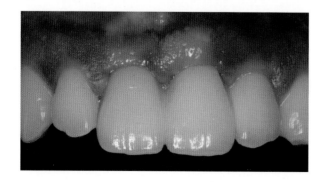

图7.11　最终修复体。种植体和桥体穿龈轮廓十分自然，修复效果令人满意

图7.12　影像学检查显示骨结合的种植体和埋入的牙根

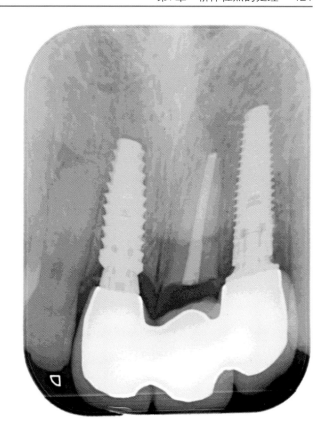

图7.13　1年随访，种植体和桥体周围令人满意的组织轮廓。可以看到种植体及桥体周围有点彩样组织，显示种植体周围组织健康状况良好

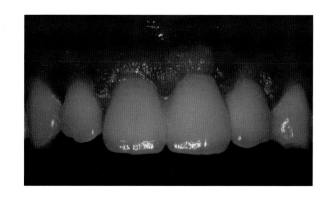

7.5.2　病例2

以下病例展示了13采取牙根埋入术维持了软组织轮廓，帮助桥体位点获得理想的外形轮廓（图7.14～图7.16）。

7.5.3　病例3

以下病例展示了计划拔除所有牙齿，拟行6颗种植体支持的固定修复。已行根管治疗的尖牙行牙根埋入术。种植体放置在设计好的位点支持固定修复体。尖牙牙根保留了周围软组织轮廓，

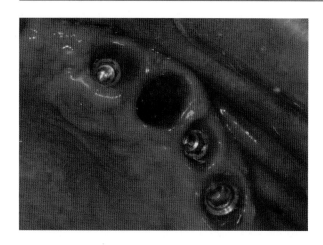

图7.14　采用牙根埋入术的健康桥体位点

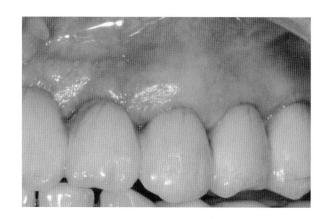

图7.15　尖牙桥体部位具有良好的组织轮廓

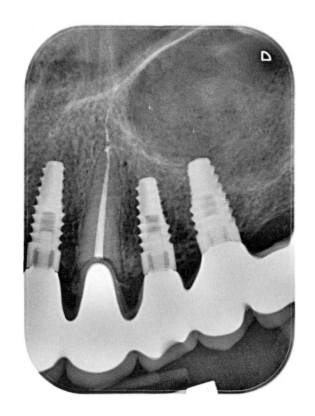

图7.16　影像学检查显示可见种植体支持的螺丝固位修复体下方埋入的健康牙根

防止拔牙后颊侧骨壁发生不可预测的塌陷。由于保留了埋入的尖牙牙根，最终螺丝固位修复体在

尖牙桥体位点展现了令人满意的组织轮廓（图7.17～图7.20）。

图7.17 术前情况：无法保留的上颌牙列

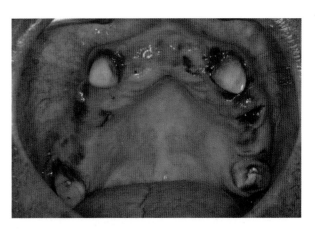

图7.18 口内完全愈合后的咬合面观。由于保留了埋入的13牙根和23牙根，该部位呈现出健康的组织轮廓

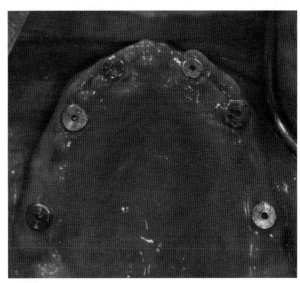

图7.19 最终的螺丝固位修复体。13、23桥体位点呈现出完美的轮廓

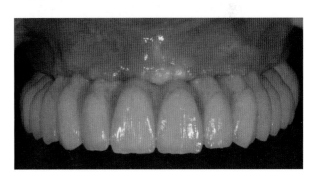

图7.20 影像学显示双侧上颌尖牙埋入的牙根

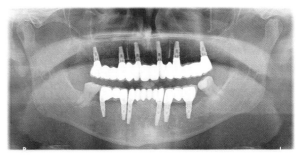

7.6 牙根埋入术(RST)的并发症及处理方法

7.6.1 牙根暴露

牙根埋入术最常见的并发症之一便是牙根冠状面暴露穿通软组织。如果不及时处理,牙根暴露的部分容易发生龋坏、牙周疾病或者根尖周感染[6]。

病因

牙根暴露是由于软组织未充分覆盖根面而导致的。

预防

将牙根完全埋入于牙槽嵴水平下方,并创造一个凹面使软组织能够附着,以防止根面暴露。埋入的根面上方软组织瓣会降低牙根暴露的可能性。在愈合期间,注意避免临时修复体对组织施加压力。埋入牙根上方的活动义齿同样也会减弱根面上方覆盖的软组织厚度,导致根面暴露。

处理

牙根暴露的处理方法是将根面磨除至牙槽嵴下方以降低牙根高度,并于根面覆盖结缔组织瓣。

7.6.2 感染

牙周感染或根尖周感染是影响RST保留牙根技术远期预后的潜在风险因素。

病因

这通常是由于术前评估不足造成的。在最初的诊断和影像学评估时忽略了牙根自身存在的感染,以致最终修复后感染逐渐表现出来。

预防

通过临床检查、影像学评估等方法,在进行RST之前对于牙根是否健康进行正确的术前预判,能有效避免这类并发症的发生。对需要埋入的牙根进行根管治疗可以避免根尖周炎症进一步演变为此类并发症[22-23]。

处理

轻微的根尖周炎症可以通过去除修复体、掀开软组织瓣暴露根面,进行根管治疗去除炎症。有时甚至可以考虑根尖手术。在完成治疗消除炎症后可以重新安装种植体支持的修复体。中等程度的感染可以将埋入的牙根修整后转变为桥体盾,以消除牙根根尖部分的感染直至完全消退。导致牙根松动的严重感染处理时需要完全拔除牙根,牙槽窝彻底清创,并行牙槽窝保存术[21]。

7.6.3 牙根移位

在极少数的病例中会发生牙根冠向移位。

病因

这通常是由于外科操作中牙根发生了移动或者病例选择不恰当导致的。如果在进行RST术前牙根牢固,在预备过程中没有导致牙根松动,则术后牙根不太可能发生移位。

预防

充分埋入牙根保证软组织完全覆盖能减少这些并发症发生的概率。

处理

如果牙根发生冠向移动但是仍然稳固,可以将牙根磨短覆盖软组织瓣以解决这个问题。如果牙根已有松动,应拔除牙根,并移植软硬组织覆盖缺损区以维持组织轮廓。

相较于其他技术,RST的主要优点是能够转变为桥体盾技术,或在治疗失败后改为进行牙槽窝保存术。

7.7 病例

以下病例展示了计划行RST但是发生了牙根暴露。在去除临时修复体后，在11位点看到了一

小部分牙根暴露。磨除牙根面至牙槽嵴顶以下，腭侧带蒂皮瓣转移至术区覆盖根面，并严密缝合（图7.21~图7.24）。

图7.21 埋入的牙根发生暴露

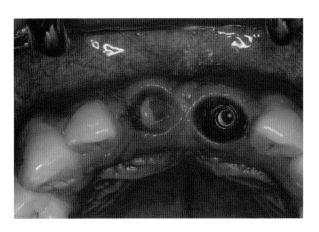

图7.22 制备血管化的带蒂结缔组织瓣（vascularized interpositional pedicled connective tissue graft, VIP-CT），采用腭侧带蒂结缔组织覆盖暴露的根面

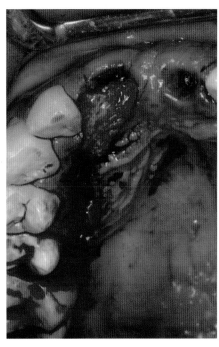

图7.23 VIP-CT覆盖暴露的根面

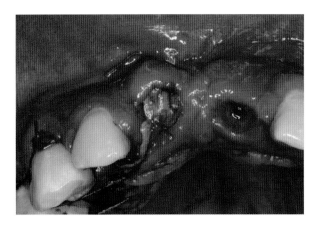

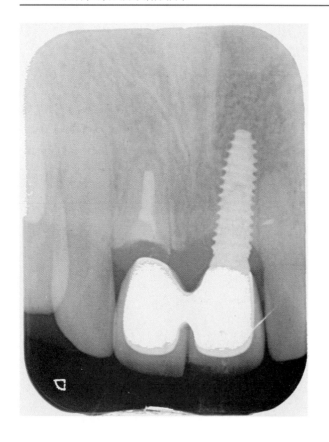

图7.24　最终修复体的X线片

7.8　桥体盾技术

7.8.1　桥体盾技术的发展史

RST的禁忌证之一是拟埋入的牙根有根尖周炎症。为了克服这种局限性，Gluckman等提出了一种新技术，称之为桥体盾技术，它是部分拔牙治疗的一种。

该术式必须像根盾术一样精准地预备牙根并将其保留在桥体下方。其优点是能够维持软组织轮廓使桥体部分呈现出良好的组织形态。同样，也能维持牙槽嵴的尺寸，防止日后塌陷（图7.25）。

7.8.2　桥体盾技术的适应证

不能保留的牙齿有可能转变为桥体盾，可以将预备好的桥体盾放置于种植体支持的桥体下方。伴有小范围根尖周炎症的牙根可以采用桥体盾技术。没有根尖周病损的健康牙根更适合采取牙根埋入术。

以下是桥体盾技术的绝对禁忌证：

（1）松动的牙根：松动的牙根很有可能发生移位或之后发生暴露，不应采取桥体盾技术。

（2）颊舌向纵折的牙根：近远中向折裂的牙根可以拔除其腭侧断片，保留颊侧折裂片（如折裂片稳固）作为根盾。而颊舌向折裂的牙根需要拔除。

（3）非常细或者过于弯曲的牙根：如果牙根弯曲或者类似下颌切牙一样过于细窄，从技术上来讲较难制备根盾。

（4）紧邻邻牙的牙根：如果邻牙过于靠近需要预备的牙根，制备根盾时可能会造成邻牙牙根产生不可逆的根尖病变。此时，该牙根不能够进行根盾制备。

（5）颊侧外吸收的牙根：在根盾预备后牙根颊侧的外吸收会持续发展导致治疗失败。

图7.25　桥体盾

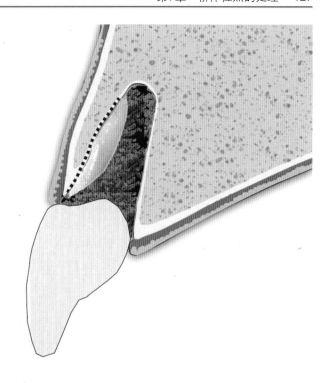

7.9　桥体盾：外科技术

与第2章中根盾技术类似的是，预备桥体盾需要遵循同样严格的外科原则[24-26]。

在牙根盾预备后，可以选择在牙槽窝内置入或不置入骨替代材料。对于是否需要使用骨替代材料填充牙槽窝尚无统一的定论。有些学者认为缺乏骨移植材料会发生软组织凹陷。由于此位点没有种植体植入，可能不会对最终治疗结果产生不良影响。唇侧的根盾有助于维持唇侧组织轮廓。然而，置入骨移植材料能确保牙槽窝有完整的骨充填，有助于将来在此位点行种植修复。

根盾制备和牙槽窝置入骨替代材料后，采用本章前面所讲述的与RST软组织闭合相类似的方法，利用自体软组织瓣移植完成软组织封闭（图7.26）。

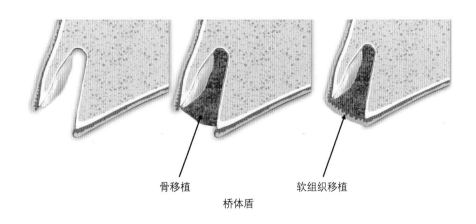

骨移植　软组织移植

桥体盾

图7.26　桥体盾技术的操作步骤

7.10　病例

　　以下病例展示了通过桥体盾技术获得了良好的组织形态轮廓[7]。

　　这些病例中采用图示的方法讲述了根盾制备后关闭牙槽窝的5种不同技术。虽然在所有病例中，根盾的预备技术相同，但牙槽窝创口关闭的方法各异。

7.10.1　病例1

　　这个病例展示了在上颌第一前磨牙和上颌磨牙种植体之间，位于上颌第二前磨牙位点的桥体盾。通过颊侧推进瓣和水平褥式缝合关闭创口（图7.27～图7.34）。

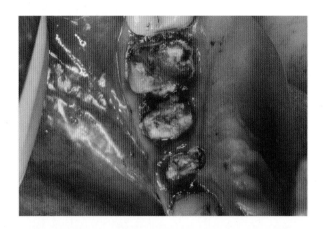

图7.27　折断后无法修复的上颌后牙14、15和16

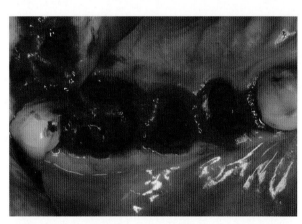

图7.28　类似于前磨牙根盾的制备方法，进行根盾预备

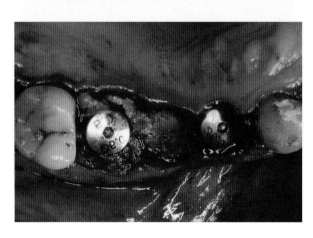

图7.29　磨牙拔除后行即刻种植，在14位点行根盾（SS）技术。15保留根盾，牙槽窝内充填磷硅酸钙骨水泥（Novabone公司，美国）

图7.30　缝合以防止骨移植材料漏出

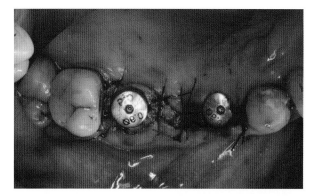

图7.31　种植术后当天的影像学检查结果

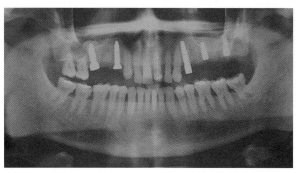

图7.32　可见14、15的完整轮廓。牙槽嵴顶和颊侧区域软组织轮廓保留完好

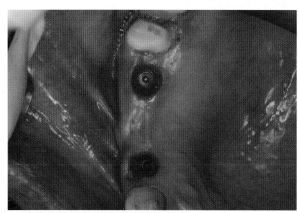

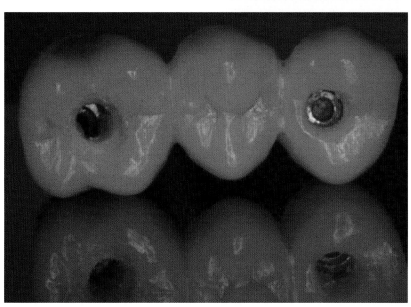

图7.33　最终修复体：螺丝固位金属烤瓷桥

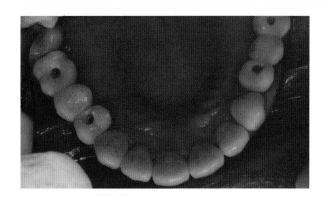

图7.34　最终的螺丝固位修复体

7.10.2　病例2

　　以下这个病例需要在上颌前牙根盾手术后行多颗种植体植入术。在无须种植的牙位行桥体盾技术。牙槽窝使用磷硅酸钙骨水泥（Novabone公司，美国）进行骨增量，覆盖胶原海绵，"8"字缝合（图7.35～图7.39）。

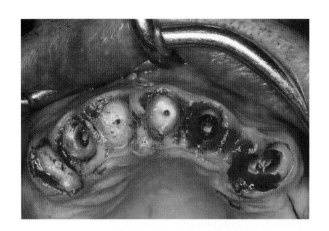

图7.35　上颌13-23拆冠后多个桥体位点情况

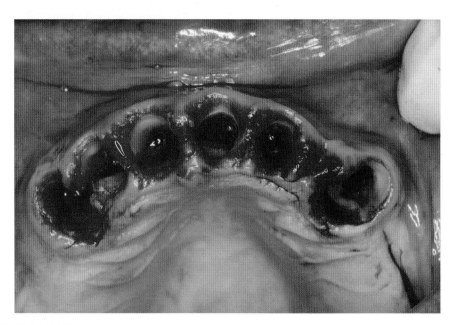

图7.36　制备多个位点的根盾

图7.37　13、11、21、23位点进行种植窝预备，12、22行桥体盾预备

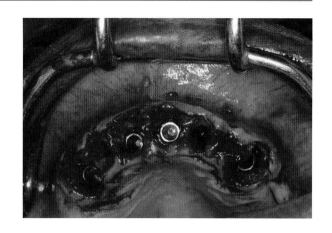

图7.38　骨缺损区域及桥体盾区域用骨替代材料进行骨移植

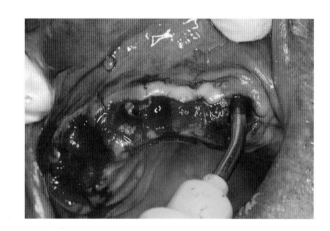

图7.39　植入种植体；放置胶原海绵，完成缝合

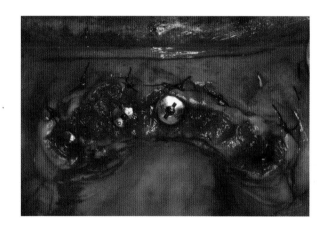

7.10.3　病例3

以下这个病例在上颌中切牙桥体位点充填富血小板纤维蛋白（A–PRF）使其达到二期愈合（图7.40～图7.46）。

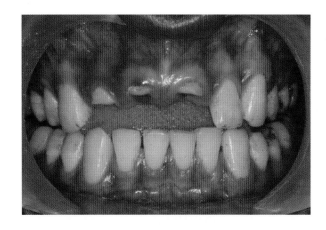

图7.40　两颗种植体之间桥体的位置——适用桥体盾技术，12–21为折裂牙

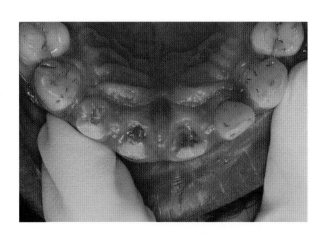

图7.41　咬合面观显示了无法修复的折裂牙

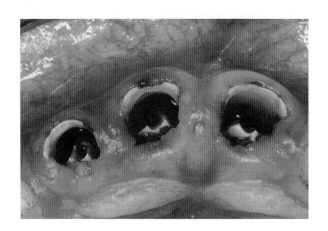

图7.42　拔除部分牙根，制备根盾

图7.43 修整根盾形态使其与牙槽骨嵴轮廓一致

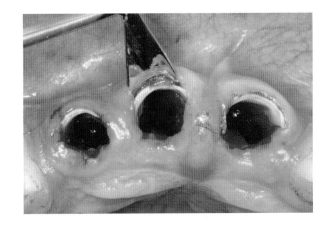

图7.44 11采用桥体盾技术，12、21采取根盾技术

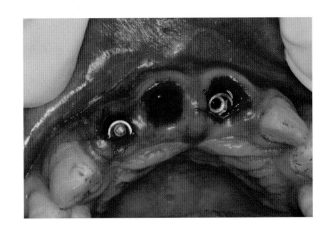

图7.45 采用富血小板纤维蛋白（A-PRF）填塞牙槽窝

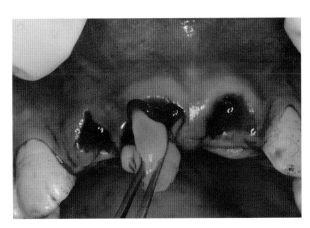

图7.46 采用PRF填塞促进牙槽窝愈合

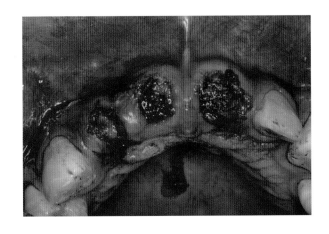

7.10.4　病例4

以下病例展示了在桥体位点如何使用带蒂

腭侧瓣完全关闭创口。桥体盾预备后用富血小板纤维蛋白（A-PRF）移植填塞入牙槽窝（图7.47～图7.54）。

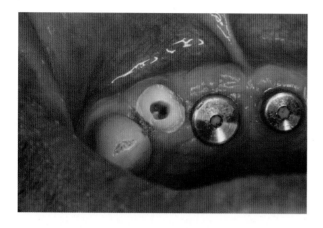

图7.47　12去冠后

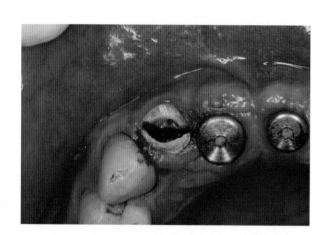

图7.48　分割牙齿

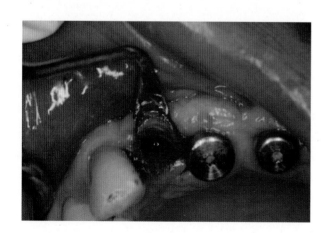

图7.49　拔除部分牙根，根据牙槽嵴顶轮廓制备牙根盾

图7.50 从腭侧取带蒂软组织移植物

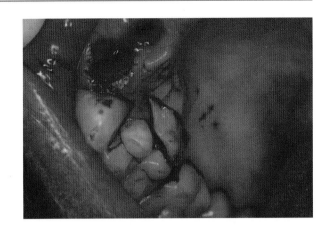

图7.51 12的牙槽窝填塞富血小板纤维蛋白（A-PRF）

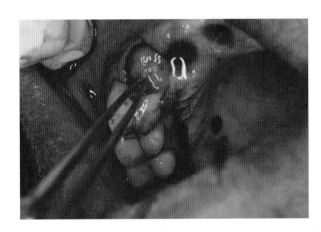

图7.52 血管化的带蒂结缔组织瓣（VIP-CT）进行软组织覆盖

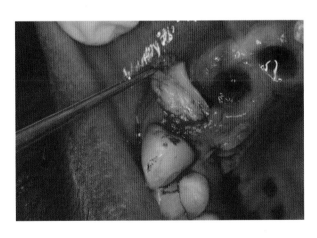

图7.53 对位黏膜瓣，关闭创面

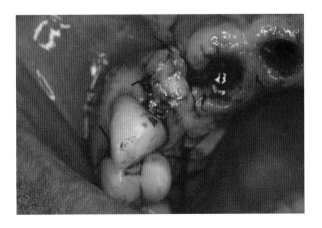

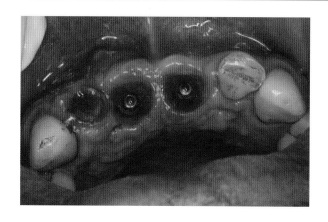

图7.54 愈合3个月后的种植体和桥体位点

7.10.5 病例5

以下病例没有采用任何骨替代材料对桥体

盾位点行骨移植。同样，也没有进行软组织关闭术。牙槽窝像常规拔牙创口那样获得二期愈合（图7.55～图7.58）。

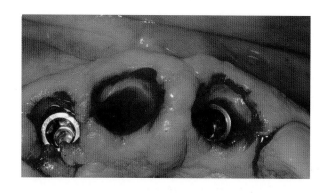

图7.55 12和21行根盾术。11行桥体盾预备

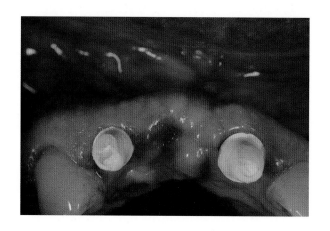

图7.56 愈合之后。观察到桥体盾位点软组织完全闭合

图7.57 术后CBCT显示制备的桥体盾和牙槽窝完全愈合

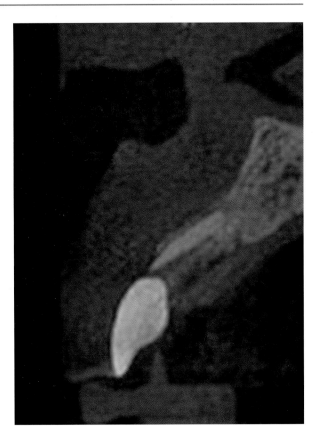

图7.58 修复后种植体支持的桥体下方完美的组织轮廓

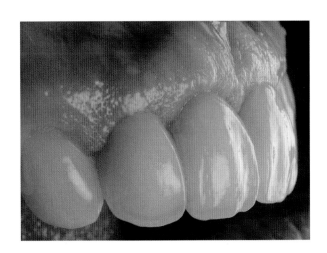

7.11　总结

无论位于种植体支持的修复体或位于全口义齿下方，埋入的牙根和桥体盾都有利于桥体位点的修复。保留完整牙根或仅保留牙根颊侧部分给予敏感的颊侧皮质骨以支撑，由此维持了牙槽骨轮廓。该术式使桥体位点可以获得最佳的美学效果，尤其在上颌前牙区可以为修复体提供理想的组织轮廓。

致谢

绘图 Udatta Kher

病例5 由 Ali Tunkiwala 医生提供

第8章　多颗牙及全口种植修复的部分拔牙治疗技术

PET for Multiple Teeth and Full–Arch Implant–Supported Reconstructions

Udatta Kher

摘要

在过去的几年中，世界各地的临床医生在美学区单颗牙的PET术中取得了很高的成功率。现在应尝试探索在多个种植位点和全口种植修复时进行PET手术的可能性。在拔除多颗牙的情况下，牙槽嵴变化尤为明显，包括软组织和硬组织的丧失。将根盾、桥体盾和牙根埋入技术联合使用，医生能获得可预期的令人满意的种植体周围组织轮廓。

保存牙根的健康部分，仅去除病变部分，可以避免较大跨度多颗种植和全口种植时所需的额外植骨手术。本章打破了传统界限，将PET用于较复杂的病例中，多颗牙拔除的同期进行种植。

8.1　导言

全口种植修复是一个非常复杂的治疗程序，临床医生会面临许多挑战。长期缺牙导致的骨量不足是挑战之一。拔牙后通常会发生牙槽骨的变化[1-3]。上颌窦气化是上颌后牙区拔牙后最常见的种植位点骨量不足的原因[4]。全口无牙颌也常发生附着龈不足的情况[5]。在附着龈不足时，种植体周围骨丧失和发生种植体周炎的可能性增加[6]。因此，牙拔除后常需要进行后续的软硬组织增量手术[7-10]。在修复阶段需要形成良好的种植体周围穿龈轮廓和桥体下软组织形态是难点之一。不良的穿龈轮廓将导致不良的美学效果，并且难以维持种植修复体长期稳定的效果[11]。

通过保留牙根唇侧部分的根盾技术，已为单颗牙缺失的部位成功完成了种植体支持的单冠修复[12-13]。扩大部分拔牙治疗的适应证到连续多颗牙缺失的部位，在拔牙后立即植入种植体，将有助于维持种植体周围的牙槽嵴轮廓[14-15]。以往的临床诊疗中医生们发现，在美学区连续多颗牙缺失后，想重建牙槽嵴与周围牙齿的结构和轮廓非常困难。连续缺牙区的硬组织和软组织增量都是相对复杂的治疗过程[9-10,16]。正如文献报道的那样，垂直骨增量的长期成功率有限。因此，一种旨在保存骨和软组织，而不是重建组织的替代诊疗方法可能是这些问题的解决方案。

在单颗牙部分拔牙治疗获得满意效果后，临床医生可以尝试进行多颗牙连续即刻种植位点的多牙部分拔牙治疗。联合使用桥体盾和牙根埋入技术，可以进一步扩大治疗范围，对多颗牙连续种植修复或全口无可保留牙根的患者进行种植修复治疗[15,17-19]。在单颗牙部分拔牙治疗方面具有较丰富经验及高水平的临床医生可以尝试治疗此类复杂的病例[20]。

U. Kher (✉)
Only Smiles Dental Centre, Mumbai, India

© Springer Nature Switzerland AG 2020
U. Kher, A. Tunkiwala (eds.), *Partial Extraction Therapy in Implant Dentistry*,
https://doi.org/10.1007/978-3-030-33610-3_8

8.2 多个位点PET的挑战

（1）部分拔牙手术非常耗时：多个牙根进行部分拔牙可能比拔除整颗牙齿需要更长的时间，从而增加手术时间。

（2）以修复为导向的种植体植入：多个位点进行即刻种植，将种植体置于理想位置相对比较容易，因为拔牙窝的位置可以给种植体植入提供参考。但是，调整种植体的轴向和深度难度较大。利用CT数据制作的导板引导种植外科手术可以克服这个难点。

（3）固定临时修复体的制作：在手术当天制作固定的临时修复体也是一项耗时的工作，需要修复医生和技师合作完成。

（4）对愈合期间轻微并发症，如根盾内部或外部暴露的处理：在全口病例中需要预备更多数量的根盾，因此根盾内部或外部暴露等并发症发生的概率会更高，处理这些在愈合阶段的并发症也给临床医生增加了负担[21]。

8.3 病例1

该病例采用PET方法进行上颌全口种植修复。

患者，男性，65岁。无吸烟史。主诉：上颌多颗牙15年前曾行固定桥修复，反复脱落。临床检查见：基牙继发龋且缺损严重，无法直接修复。牙周状况良好。治疗计划：拔牙后进行种植体支持的固定义齿修复。患者希望在治疗阶段进行固定的临时修复。该病例分为3个治疗阶段。

8.3.1 阶段1：根盾及牙支持式临时修复

在治疗的第1阶段，在去除原有的修复体后，在现有基牙上重新制作形态良好的固定临时修复体。临时修复可以部分恢复咬合、发音及美学功能。随后，利用第2章中描述的根盾技术预备12、13、21和23的根盾。根盾手术后进行种植体的植入，埋入式愈合，选择少量余留天然基牙对临时修复体提供支持和固位（图8.1 ~ 图8.6）。

8.3.2 阶段2：桥体盾、牙根埋入技术及种植体支持的临时修复体

经过3个月的愈合时间，去除旧的临时修复体。将埋入的种植体进行二期手术，并在种植体上连接临时钛基台。由于根尖周有较小的病变，对其进行桥体盾预备。小心地完全去除11根尖，并使用尖细的刮匙彻底清创根尖周围区域。将一小块胶原塞置入拔牙窝中帮助稳定血凝块。

如第7章所述，将14、15和24进行牙根埋入治疗。牙根横截面与牙槽嵴平齐，周围的组织关

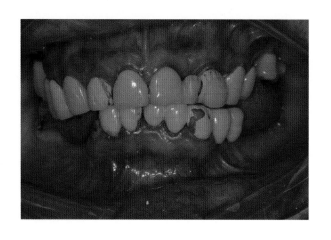

图8.1　术前情况：上颌不良修复体

图8.2　影像学检查见根管治疗后的患牙曾行桩核冠修复，根尖周炎症

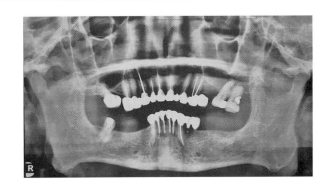

图8.3　天然牙作为基牙进行固定的临时义齿修复

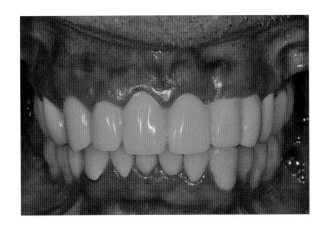

图8.4　基牙情况

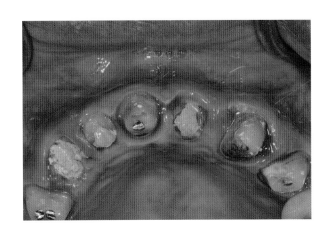

图8.5　4颗前牙进行部分拔牙治疗，于拔牙位点12、13、21、23行根盾技术并植入种植体

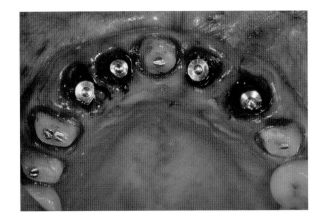

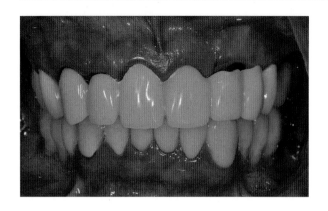

图8.6　余留天然牙作为基牙进行固定临时修复

闭等待二期愈合。

　　在去除原有的天然牙支持的临时修复体之前制取硅橡胶导板，为种植体支持的临时修复体提供外形参考。临时钛基台的开口用棉花充填，用自固化的复合材料置入硅橡胶导板制作种植体支持的临时修复体。材料硬固后，从基台里取出棉球，旋松中央螺丝。取出口内钛基台上的临时修复体，用光固化流动树脂填充间隙，进行抛光后，将临时修复体用螺丝进行固位。调整咬合，使牙列中所有的牙均匀咬合接触（图8.7～图8.12）。

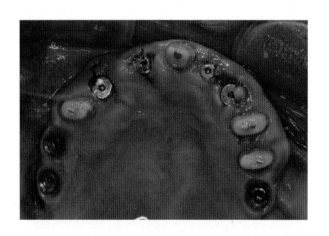

图8.7　手术暴露已经骨结合的种植体

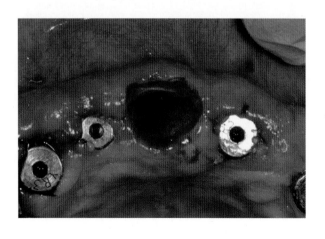

图8.8　11预备根盾

图8.9　14、15、24进行牙根埋入治疗。在临时钛基台上制作螺丝固位的临时固定修复体

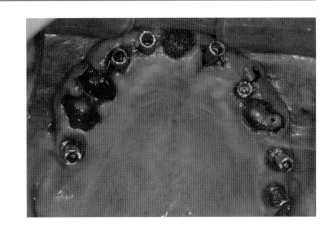

图8.10　临时修复体的硅橡胶导板

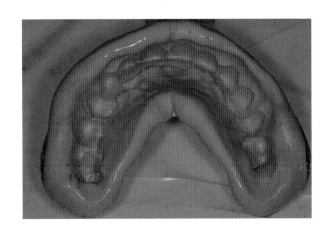

图8.11　制作螺丝固位的种植体支持的临时修复体

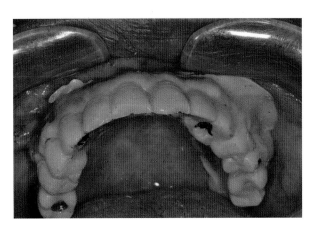

图8.12　上颌所有种植体骨结合后，完成螺丝固位的修复体

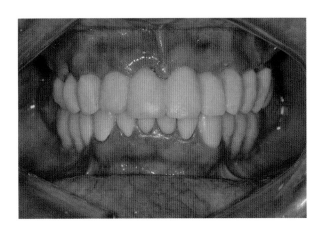

8.3.3　阶段3：最终修复体

手术4周后，取下临时修复体，开始制作最终修复体。临时修复体所形成的软组织轮廓良好。最终修复体采用螺丝固位的金属烤瓷桥修复。修复体内部的中央螺丝以厂商推荐的30N·cm扭矩旋紧。咬合调整后，用复合树脂封住螺丝孔（图8.13～图8.18）。

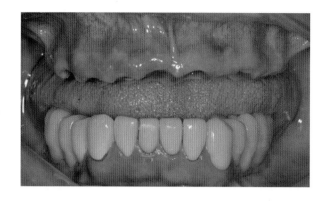

图8.13　取出临时修复体后的软组织轮廓

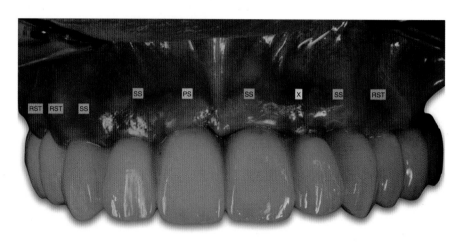

图8.14　螺丝固位的金属烤瓷桥修复体。RST：牙根埋入技术，SS：根盾，PS：桥体盾，X：桥体

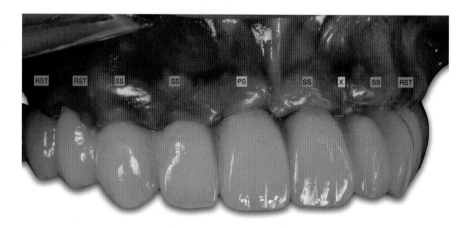

图8.15　最终螺丝固位的修复体右侧面观。RST：牙根埋入技术，SS：根盾，PS：桥体盾，X：桥体

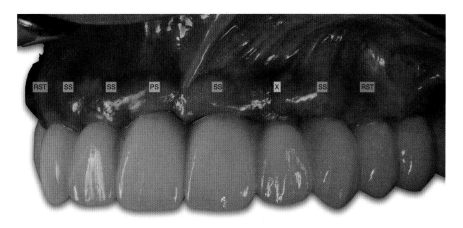

图8.16　最终螺丝固位的修复体左侧面观。RST：牙根埋入技术，SS：根盾，PS：桥体盾，X：桥体

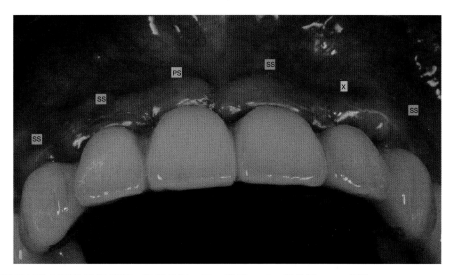

图8.17　近观可见种植体周围软组织健康，轮廓良好。SS：根盾，PS：桥体盾，X：桥体

SS	根盾
PS	桥体盾
RST	牙根埋入技术
X	桥体

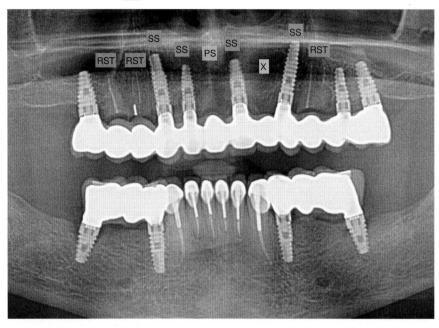

图8.18　多位点PET治疗的上颌全口种植体支持的固定修复后的影像学检查

8.4　病例2

患者，男性，74岁。有糖尿病史，药物控制良好。14、15、16、17缺失，11、12、13、22、23广泛龋损无法修复。治疗计划：5颗上前牙进行PET并植入3颗种植体。计划在14和16牙位再植入2颗种植体。最终修复方案为螺丝固位的金属烤瓷桥修复（图8.19～图8.23）。

图8.19　术前口内照片显示前牙大面积龋损

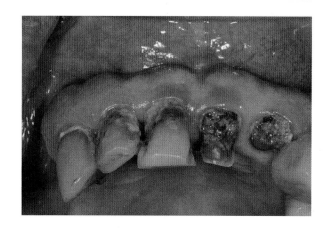

图8.20　牙根部分拔除及种植体植入

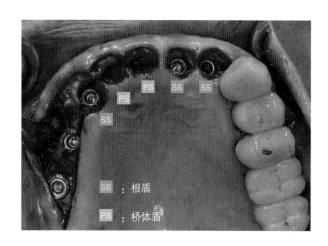

图8.21　5个月后的组织愈合情况

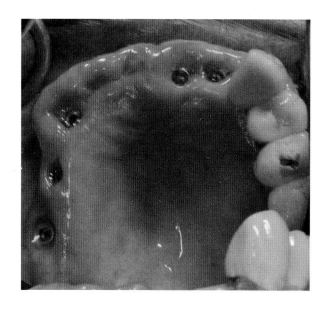

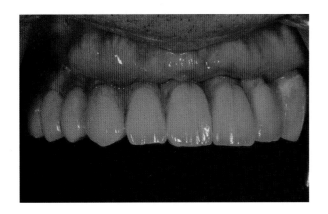

图8.22　螺丝固位的金属烤瓷修复体

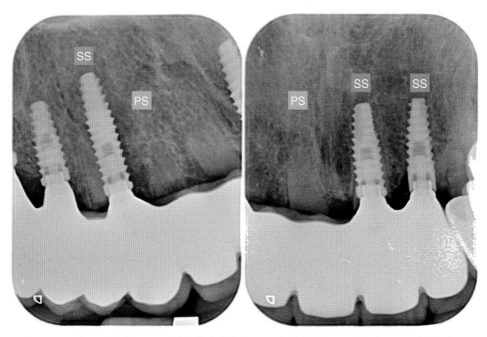

图8.23　影像学检查：PET术后最终修复。5颗种植体支持的螺丝固位修复体。SS：根盾，PS：桥体盾

8.5　病例3

患者，女性，55岁。主诉：曾行固定桥修复，反复脱落。临床检查：上颌双侧后牙区多颗牙缺失。13根尖囊肿。基牙大面积龋损或折断。所有的患牙缺少足够高度的肩领。治疗计划：拔除患牙并进行种植体支持的固定义齿修复。术中13同期进行根尖囊肿摘除。

多颗牙进行PET，同时进行种植体的植入和固定临时修复。

术后4个月，制作7颗种植体支持的螺丝固位氧化锆修复体（图8.24～图8.32）。

图8.24 术前情况：口内观

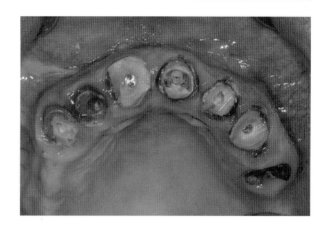

图8.25 术前影像学检查

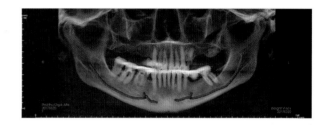

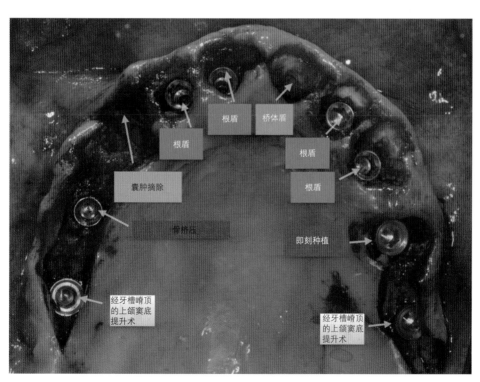

图8.26 多个位点PET手术和即刻植入种植体

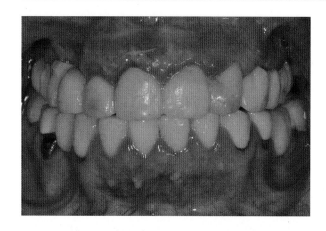

图8.27　术后4个月取下临时修复体时种植体周围软组织的情况

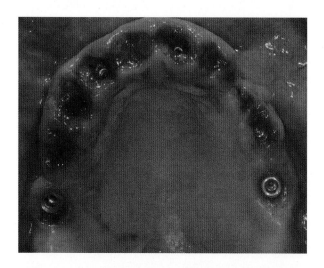

图8.28　螺丝固位的临时修复体

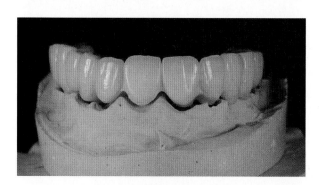

图8.29　上饰面瓷的氧化锆全瓷永久修复体。由位于浦那的Katara齿科技术室制作完成

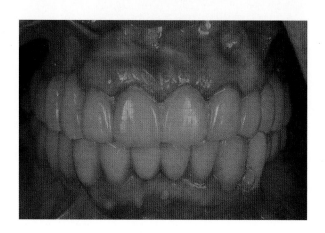

图8.30　上颌和下颌螺丝固位的固定修复体

图8.31 修复后影像学检查

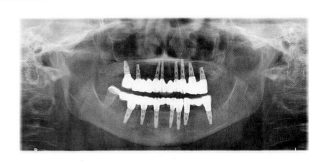

图8.32 术后1年，前牙美学区经过PET术后呈现出良好的软组织轮廓和充足的角化组织

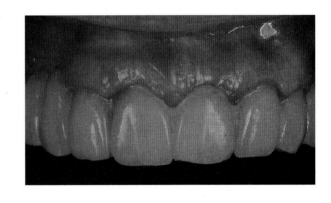

8.6 总结

对于跨度较大的全口种植体支持式修复病例来说，最理想的结果是获得的最终修复体不需要任何牙龈瓷来代替吸收的牙槽嵴。在不施行软硬组织移植手术的条件下，极少有病例可以通过采用传统治疗方法达到这样的效果。通过PET保存健康部分的牙根，使临床医生能够在不让患者接受复杂组织增量手术的情况下得到良好的临床效果。全牙弓种植行PET术最大的优点之一，是保存种植体和修复体桥体周围角化组织的量。种植体周围角化组织的存在显著降低了种植体周围远期发生生物学并发症的可能性。

致谢

病例1的修复医生为Praveen Advani

第9章 部分拔牙治疗中最终修复体的设计制作

Definitive Restorations in Partial Extraction Therapy

Ali Tukiwala

摘要

本章介绍了在部分拔牙治疗中如何制作最终修复体，替换患者已有的临时修复体。结合多个临床病例对修复体材料选择和修复体设计进行详细讲解，帮助读者了解这一技术的相关细节。

9.1 导言

最终修复体需要恢复患者缺失牙的功能，并且要满足耐久、美观等要求。对种植体周围软组织美学效果已有客观的评分标准[1]。软组织塑形结束时，临时修复体应已重建了理想的软组织形态（见第4章）。如软组织形态尚不完美，可以通过微调临时修复体外形或附加软组织修整术来改善。只有取得骨结合并获得理想的软组织形态后，才可以开始设计制作最终修复体。

最终修复体设计制作的关键步骤如下：

（1）个别托盘印模。

（2）颌位关系记录（如果需要的话）。

（3）试底冠。

（4）完成最终修复体。

9.2 技术因素

最终修复体分为粘接固位或螺丝固位两种类型[2]。这两种修复体类型的优缺点已在第4章临时修复体制作中讨论过。

9.2.1 粘接固位修复体

粘接固位修复体由两部分组成：一个是基台，可以是预成的，也可以是个性化制作的；另一个是基台上方的冠桥修复体，后者通过粘接固定到前者上。修复体颈部残留粘接剂的问题可以通过个性化基台（具有合适的龈边缘位置）来解决，这种设计可以方便地去除多余的粘接剂。此外，在冠咬合面或舌面制作溢出孔，并在基台替代体上预就位、挤出多余粘接剂，也有助于去除多余粘接剂。粘接时在龈沟中预置干燥的排龈线也有助于去除多余粘接剂。

基台

软组织厚度[3-4]、基台高度[5]、患者的功能需求以及最终修复体材质共同决定了基台的选择，强度和美观之间的良好平衡是修复治疗成功的保证。

A. Tukiwala (✉)
Smiles by Design, Mumbai, India

在部分拔牙治疗病例中，只要适应证把握得当，骨组织及软组织的唇面和邻面整体轮廓通常都能很好地保存下来。预成基台的颈部轮廓基本都无法匹配天然牙颈部的贝壳样轮廓，因此其牙龈组织总是支撑不足或支撑过度，造成修复体边缘进入龈沟过深。

在关键的龈下区域缺乏支撑会对种植体周围组织的健康和美观带来严重影响[6]。因此，在诸如根盾技术或桥体盾技术这类PET中，都应该为种植修复体设计制作个性化基台。如图9.1和图9.2所示，基台位于龈下1mm以内的区域称为关键轮廓区，而关键轮廓区根方到种植体平台的区域则称为次关键轮廓区[6]。精确制作的临时修复体能正确恢复上述区域的形态，最终修复体则应复制这些区域的形态，以支撑牙龈组织获得良好的种植体周围组织健康和美观。

个性化基台的特点：

（1）颜色个性化

美学区基台的颜色会影响最终种植修复体周

图9.1 龈下1mm以内区域是修复体的关键轮廓区，修复体在该区域的轮廓形态直接支撑着种植体周围的软组织，对其健康和美观至关重要

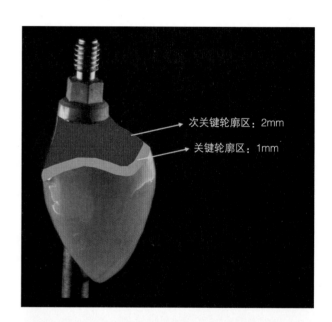

图9.2 关键轮廓区根方2mm以内区域是修复体的次关键轮廓区，该区域的修复体轮廓形态可以进行修改调整，改变穿龈轮廓

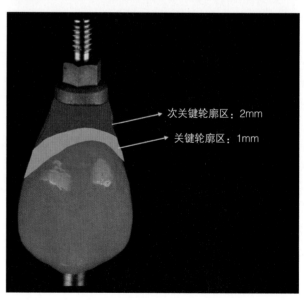

围牙龈组织的颜色，尤其是在薄龈生物型中更为明显[3-4]。要解决这一问题，可以采用个性化的、牙（本质）色的基台，在其上制作非金属的修复体。这种设计的修复材料光谱特性具有更佳的透光性，牙本质色的基台能够减少薄龈生物型基台透色的情况（图9.3）。

（2）边缘位置个性化

粘接固位修复体的基台设计中一个要点是确保修复体龈边缘位于龈沟内正确的位置。位于龈沟内过浅，会显露修复体边缘与基台的接缝，影响美观。位于龈沟内过深（>1mm）则会导致难以去净多余的粘接剂[7]。个性化基台可以将修复体的边缘设置到舌腭侧龈上、唇颊侧龈下0.5mm深度以内，便于去净多余的粘接剂。可见，基台的个性化设计对于获取正确的修复体边缘位置至关重要（图9.4，图9.5）。

（3）角度设计个性化

美学区种植体植入的理想方向应该是使其螺丝通道从正式修复体舌窝的位置穿出，以便于采用螺丝固位修复体设计。但是，在一些病例中，患者上颌骨前部唇颊侧倒凹较大，采用前述的理想植入角度会增加唇颊侧骨壁穿孔或过薄的风险。因此，对于这类病例，当种植体方向会从正式修复体切端/唇面穿出时，需要采用个性化基台加粘接固位修复体的设计，以遮盖切端/唇面的螺丝孔（图9.6，图9.7）。

图9.3　着色氧化锆具有更好的色泽，尤其适用于薄龈生物型患者的正式修复

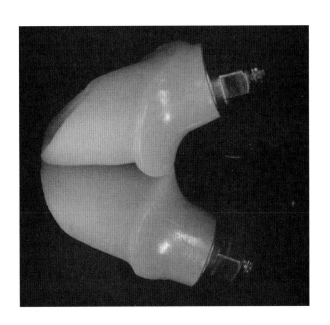

图9.4　粘接固位修复体边缘位于龈下0.5mm深度以内的位置，便于去净多余粘接剂，保证组织的健康，此照片中显示修复2年后随访的情况

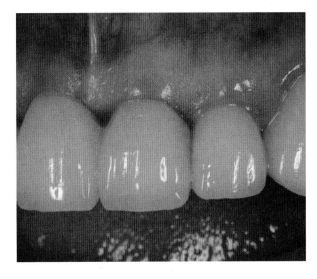

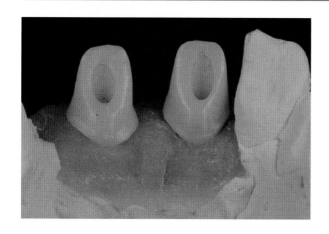

图9.5　个性化基台设计中，必须将舌/腭侧修复体边缘位置设计在龈上，以保证能在直视下去净多余粘接剂

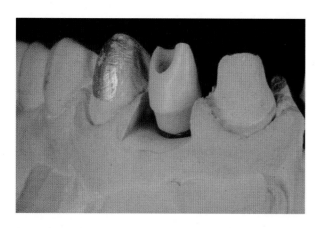

图9.6　某些病例中种植体植入方向会使螺丝孔从切端/唇面穿出，这时可以采用个性化基台加粘接固位修复体的设计。这张照片显示了22牙位的个性化基台

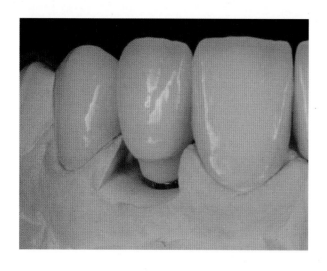

图9.7　22牙位的粘接固位修复体遮盖了个性化基台上位于唇面/切端的螺丝孔

（4）基台高度个性化

粘接固位修复体需要下方的基台具有足够的龈上高度以保证抗力形。当𬌗龈距离＞10mm时，成品基台（其高度＜6mm）会因太短而不足以为正式修复体提供足够的抗力支持。个性化基台则可以设计足够的高度，获得充足的固位形和抗力形（图9.8）。

在设计正式修复体时，既要重视龈下形态的设计，又要重视龈上形态的设计，前者对于种植体周围软组织的支撑和稳定性至关重要，后者则对保护软组织的健康必不可少[8]。

图9.8 当修复空间过大（>10mm）时，粘接固位修复的成品基台则会因太短而不能为修复体提供足够的固位和抗力。这时，可以采用个性化基台设计以获取适宜的基台高度

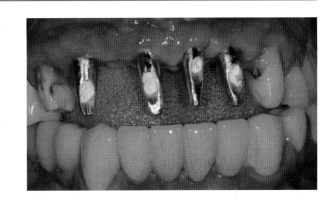

个性化基台的材料选择

制作个性化基台的材料可有以下几种：

- 金属（钛/钴铬合金）。
- 氧化锆。
- 聚合物（Bio-HPP材料）。

（1）钛基台具有良好的生物相容性，并能很好地支持修复体。围绕钛基台形成的种植体周围软组织非常稳定，能保护种植体周围组织抵抗微生物的入侵[9]。

但对于薄龈生物型患者，钛基台透过种植体周围黏膜显露出的灰色调会影响临床效果[4]，尤其对高笑线患者影响更甚。黏膜厚度直接影响这一透色问题，当黏膜厚度>2mm时，基台材料对于颜色的影响就不明显了。

对于近远中向、颊舌向修复空间都很有限，基台横截面很薄时，钛基台有其用武之地，其在壁厚0.5mm时也能提供足够的强度（图9.9）。

（2）氧化锆是一种优秀的修复材料，其在壁厚≥0.5mm时具有足够的强度。氧化锆基台的壁厚由种植体位置和轴向两个因素共同决定（图9.10～图9.12）。

在生物相容性和软组织反应方面，氧化锆基台优于钛基台。研究显示氧化锆基台相比于钛基台其菌斑沉积更少[11]（图9.13）。

图9.9 当修复空间受限时，适用钛制作的个性化基台

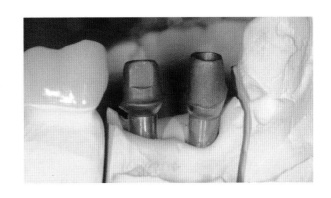

图9.10 粘接于金属基底上制作的氧化锆基台

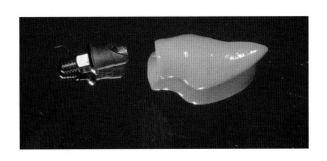

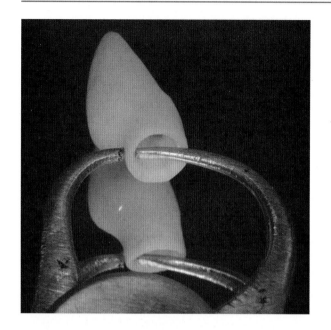

图9.11 基台必须具有足够的壁厚，以保证足够的强度

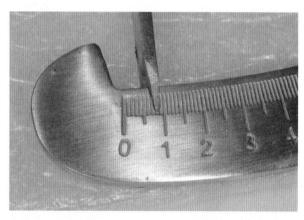

图9.12 氧化锆基台壁厚必须≥0.5mm

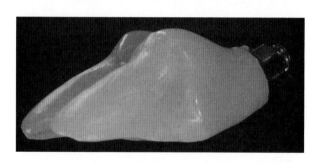

图9.13 氧化锆基台可以通过个性化修饰得到天然牙色泽，能为全瓷修复体提供令人满意的美学效果，也可以避免钛基台在薄龈组织下方透灰色的问题

对于薄龈生物型患者，氧化锆基台固有的白色色泽相较于钛基台具有明显的优势[12]。氧化锆的白色调还可以进一步通过饰面瓷修饰，技师能通过在氧化锆基台上饰瓷来进一步模拟龈下区域的粉色调和龈上区域的牙色调[13]。这一优势使氧化锆基台能为美学区种植体支持的牙色修复体提供更适宜的色泽。

（3）聚合物[14-15]，如Bio-HPP（Bredent Medical，德国），在色泽和生物相容性方面具有类似于氧化锆的优点，因此可以用作基台材料，支持上方的全瓷修复体。此外，这类材料具有与骨近似的弹性，可以缓冲修复体受到的外力。然而，目前尚缺乏这类基台材料的长期临床试验研究，因此在受力较大的区域要谨慎使用这类材料（图9.14，图9.15）。

图9.14　预成的Bio-HPP基台可以用于前牙区种植体的一次性安放永久基台。基台可以修形、匹配牙槽窝和所修复天然牙的形态

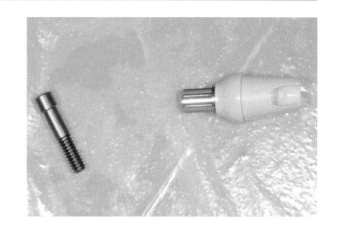

图9.15　类似于氧化锆基台，Bio-HPP基台也可以通过个性化修饰呈现天然牙的色泽，为其上的非金属修复体提供美学上可接受的色调背景

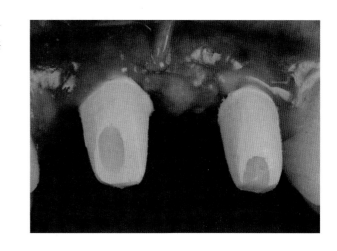

临床病例（粘接固位修复体）

以下病例展示了在11牙位采用根盾技术的部分拔牙治疗时，如何应用个性化Bio-HPP基台支持二硅酸锂全瓷冠修复体（图9.16~图9.26）。

图9.16　无法修复的11天然牙的唇面观

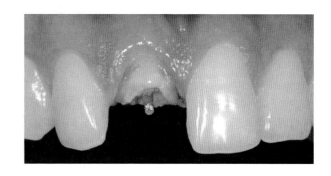

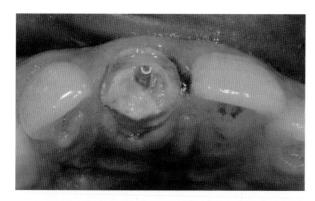

图9.17 无法修复的11天然牙（咬合面观）

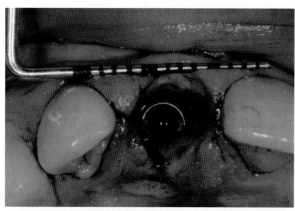

图9.18 种植体植入到正确的三维位置，离开根盾一定距离

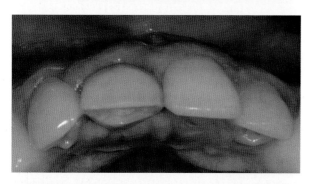

图9.19 种植体上安放螺丝固位临时修复体。注意与21比较，11仍维持了良好的唇侧组织轮廓

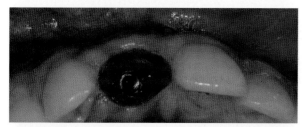

图9.20 植入4个月时，软组织轮廓维持良好。照片为制取印模时取下临时修复体后所摄

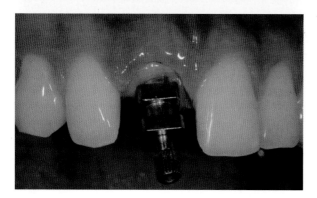

图9.21 采用个性化印模柱复制种植体周围软组织的解剖形态

图9.22 个性化Bio-HPP基台为种植体周围软组织提供了良好的支撑

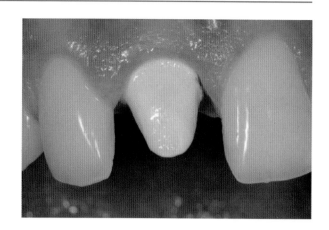

图9.23 最终制作的二硅酸锂全冠修复体，通过粘接固位到个性化基台上

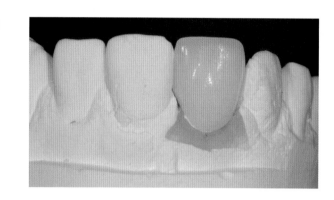

图9.24 治疗完成后患者微笑的照片，显示11牙位美观的修复体

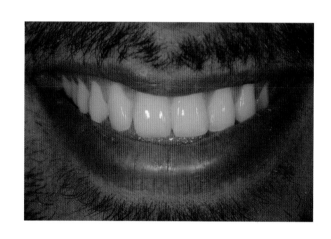

图9.25 通过部分拔牙治疗和个性化基台的应用，取得了令人满意的种植体周围软组织的质与量

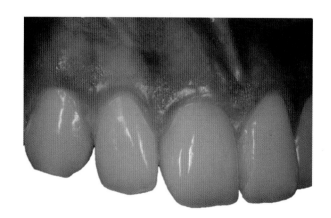

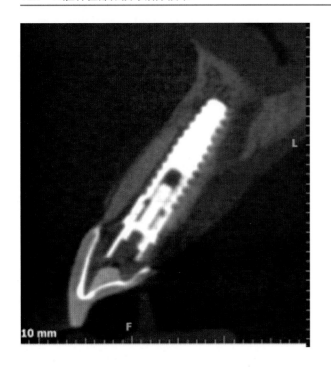

图9.26　治疗完成后拍摄的CT图像显示了根盾、基台以及种植体等结构之间的位置关系。此病例是早期完成的，牙片没有调磨到牙槽嵴边缘水平。而现在认为充分调磨牙片对于防止牙片的内部暴露非常重要。由于后续并未发生牙片暴露，因此未再进行调磨。此病例已随访了4年

9.2.2　螺丝固位修复体

螺丝固位修复体具有可取出、无粘接剂残留的显著优点，常被认为优于粘接固位修复体。

图9.27　螺丝固位临时修复体（12牙位），螺丝孔位于舌面窝的理想位置

图9.28　螺丝固位的氧化锆正式修复体（12牙位），氧化锆基底上烧结了饰面瓷并染色

当种植体植入方向适宜，螺丝孔能从冠修复体舌面窝穿出时，可考虑在修复时采用螺丝固位设计（图9.27～图9.29）。

在某些病例中，由于患者上颌骨前部解剖

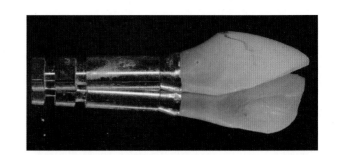

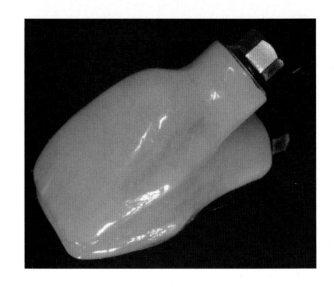

图9.29 最终完成的螺丝固位修复体（12牙位），具有可拆卸的优点，也避免了粘接固位修复体粘接剂残留的缺点

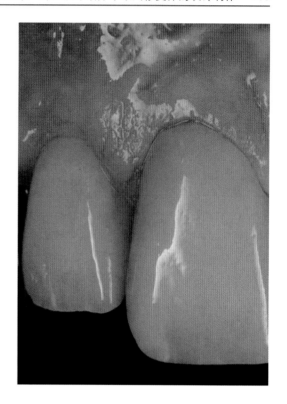

条件和种植体植入方向的限制，种植体的长轴无法从美学区修复体的舌面窝穿出。如果种植体长轴从修复体唇侧或切端穿出，由于螺丝孔暴露于修复体唇侧或切端而无法采用传统的螺丝固位修复体设计。如前所述，这样的病例建议使用粘接固位修复体。然而，随着角度螺丝通道（ASC，Nobel Biocare India Pvt. 公司）概念的出现，在上述临床病例中使用螺丝固位修复体也成为现实（图9.30）。角度螺丝通道允许螺丝通道偏离种植体长轴最大25° 角。

材料选择

螺丝固位修复体可以是一体式设计，也可以是分体式设计。采用分体式设计时，内部支架采用金属或氧化锆材料制作。美学区的最终修复体通常采用长石质陶瓷进行饰面，以达到美观效果。

制作最终修复体（螺丝固位或粘接固位）的材料可分为以下3类：

- 烤瓷熔附金属。
- 全瓷材料（二硅酸锂、氧化锆）。
- 高强度树脂。

（1）烤瓷熔附金属（PFM）材料具有最悠久的使用历史，大量文献显示，烤瓷熔附金属材料制作的种植单冠和种植固定桥成功率分别达89%和80%[16-17]。该类材料具有良好的强度、耐久性以及生物相容性。PFM材料的主要缺点是长期使用后由于金属离子释放，造成种植体周围软组织变色。PFM材料在小横截面下也能保证足够的强度，因此适用于修复空间受限的病例（图9.31）。

（2）二硅酸锂具有优秀的美学性能和生物相容性，有利于种植体周围软组织健康。但是二硅酸锂在未与下方基底粘接时其强度有限。在天然牙列中，二硅酸锂制作的修复体与牙釉质粘接后具有足够的强度，但在种植修复中二硅酸锂只能用于制作单个前牙修复体或单个桥体的短固定桥，且不能用于受力大的部位[17]（图9.32）。

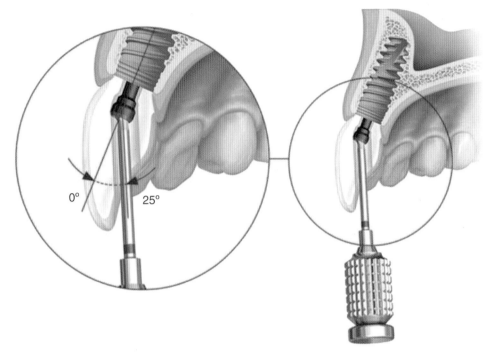

图9.30   ASC概念可将原本位于唇面的螺丝通道转移到腭侧，从而使得在种植体植入方向偏唇侧（不超过25°角）时采用螺丝固位修复体成为可能（图片来源：Nobel Biocare India Pvt. 公司的修复图册）

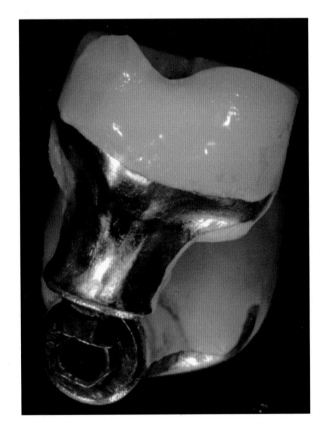

图9.31   烤瓷熔附金属材料制作的螺丝固位修复体，由于其强度高，可用于修复空间受限的病例

图9.32 二硅酸锂具有半透明性，从而具备优秀的美学性能，但在未粘接的情况下强度不足

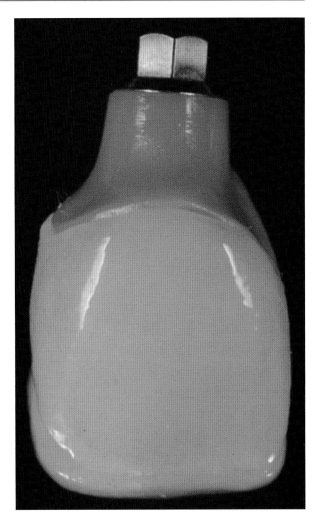

（3）氧化锆强度很高，而且只要少量饰瓷就可以达到很好的美学效果。氧化锆较之二硅酸锂更适于制作大跨度的种植修复体。但是，大跨度氧化锆修复体发生饰面瓷崩瓷的概率较高[18]（图9.33，图9.34）。

最终修复体的材料选择取决于可用的修复

图9.33 氧化锆可以用作螺丝固位修复体的支架材料

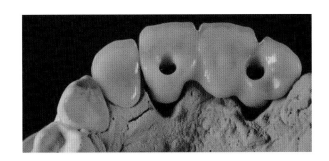

图9.34 氧化锆种植桥的唇面、非承力区可以采用长石质陶瓷进行饰面

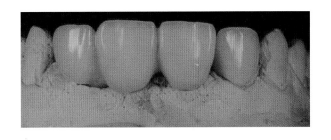

空间[19]。在修复空间受限的情况下，错误选择材料将导致修复体的损坏并最终导致修复失败。必须牢记每种修复材料的最小尺寸及厚度，以保证长期的成功率。氧化锆在天然牙、种植单冠以及全牙弓种植修复中的厚度要求各不相同。修复体在牙弓中的位置不同，对材料的尺度要求也不相同，如后牙区修复体相比前牙区的修复体所受咬合力明显增加，对修复材料的厚度要求更高。氧化锆在环绕螺丝通道的部位至少要有2mm厚度。前牙区和后牙区连接体部位的横截面积至少要分别达到7mm²和9mm²。桥体–桥体间的连接体部位横截面积至少要达到12.5mm²。修复材料保证达到以上最低尺寸要求对于修复成功至关重要[20-21]。

（4）高强度树脂在种植修复中可用于制作较长期使用的临时修复体。但是，树脂由于具有耐磨性差、易染色、对修复空间要求高以及美观性不足的缺点，一般不用作正式的美学区种植修复材料。

9.3 种植印模的临床考量

可以采用传统种植印模技术或数字化种植印模技术，获取种植体的位置及种植体周围软组织形态（图9.35）。

9.3.1 传统种植印模技术

传统种植印模技术之前已有大量文献研究

报道，其具体技术在文献中也有详细描述[22-23]。开窗法技术在印模准确性上有优势，尤其是多颗种植体印模时[24]。在部分拔牙治疗中，推荐使用个性化印模技术，可以记录种植体周围软组织形态结构，在这样的印模和模型基础上制作的基台，其关键轮廓区和次关键轮廓区能够很好地支撑起种植体周围软组织[6]。

在设计得到了具有适宜的龈缘和穿龈轮廓形态的临时修复体后，进行软组织塑形，待软组织愈合、塑形完成后，就可以制取终印模了。取模时，一旦将临时修复体从种植体上取下，周围的牙龈结构就开始塌陷、失去原有的形态，此时直接取模则难以获得理想的效果。需要采用个性化印模柱将临时修复体塑造的软组织形态信息转移到最终的工作模型上，用于制作正式修复体[24-25]。这一方法就是通过具备良好穿龈轮廓的临时修复体为最终的种植修复体塑造理想的种植体周围软组织形态结构，然后通过个性化印模柱将这一理想的软组织形态复制、转移到模型上，供齿科加工厂加工制作具有理想穿龈轮廓的最终修复体（图9.36）。

个性化印模柱技术如图9.37～图9.48所示：

（1）经过调整、美观度良好的临时修复体，具有良好的穿龈形态，将其从种植体上取下。

（2）将临时修复体彻底清洗后连接到种植体替代体上。

（3）调拌硅橡胶油泥，将其堆放在玻璃板上。在油泥硬固前，将种植体替代体插入到油泥

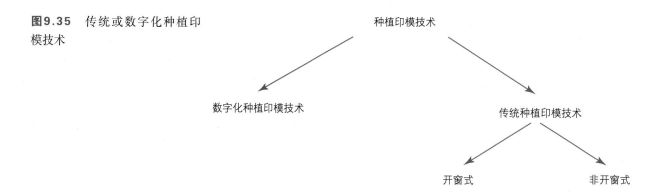

图9.35 传统或数字化种植印模技术

穿龈轮廓

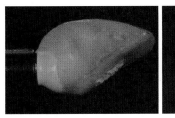　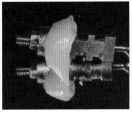　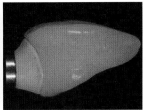

临时修复体　　　　　　个性化印模柱　　　　　　最终修复体

图9.36　临时修复体具有良好的外形，可以为软组织愈合提供良好的支撑作用，塑造理想的穿龈轮廓。然后，通过个性化印模柱将穿龈轮廓复制到最终修复体上

图9.37　12牙位种植临时修复体，牙龈已愈合

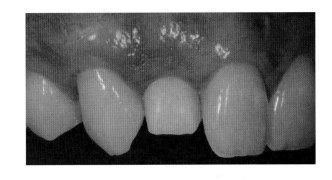

图9.38　取下临时修复体后所见牙龈情况

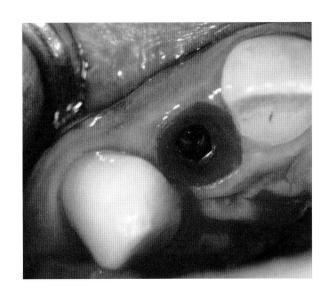

图9.39　临时修复体连接到种植体替代体上

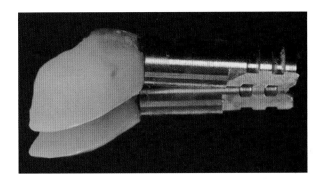

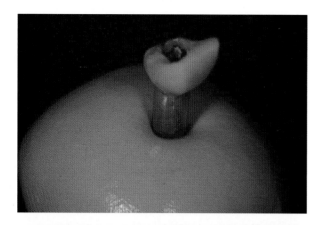

图9.40　种植体替代体插入到硅橡胶油泥中

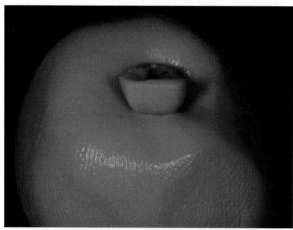

图9.41　临时修复体随种植体替代体插入到硅橡胶油泥中，修复体颈部为油泥所包裹

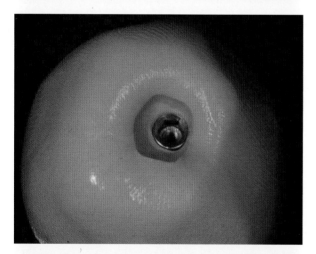

图9.42　临时修复体从种植体替代体上取下。临时修复体塑造的穿龈形态就清晰地刻画在了硅橡胶油泥上

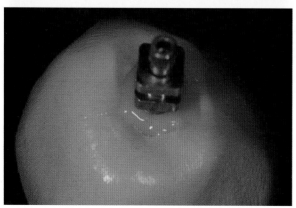

图9.43　将开窗式印模柱连接到种植体替代体上，用光固化流体树脂复制穿龈轮廓

图9.44　个性化印模柱的形态复制了之前已经调整到位的临时修复体的颈部轮廓

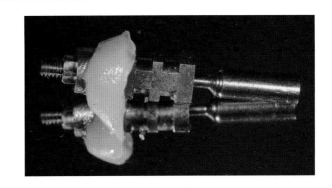

图9.45　个性化印模柱连接到种植体上

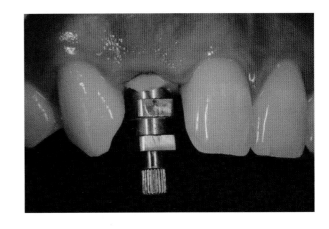

图9.46　个性化的开窗式印模柱位于终印模中

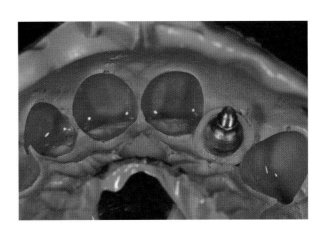

图9.47　通过复制蜡型的方法制作最终的个性化氧化锆基台

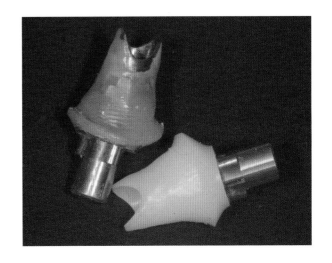

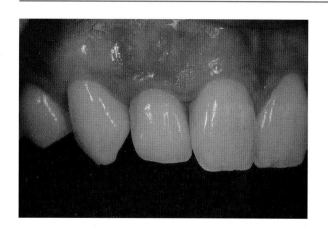

图9.48 12牙位的最终修复体，具有理想的穿龈形态

中，使临时修复体的颈部被油泥包裹起来。

（4）油泥固化后，将临时修复体从种植体替代体上取下。

（5）临时修复体颈部的外形及其与种植体替代体之间的位置关系清晰可见。

（6）将开窗式或非开窗式印模柱连接到种植体替代体上。

（7）在印模柱与周围的油泥之间的空隙中注射流体树脂并光照固化。

（8）将印模柱从种植体替代体上取下。流体树脂已经附着在印模柱上，复制了临时修复体颈部的形态。此时个性化印模柱就制作完成了。

（9）将个性化印模柱连接到种植体上。个性化印模柱能够像临时修复体那样挤压并支撑种植体周围龈组织。

（10）使用个性化印模柱常规制取种植印模。灌制带有人工牙龈的人造石模型，模型上复制了临时修复体塑造形成的软组织形态结构。

带人工牙龈的人造石模型灌制完成后，就可

以在其上设计正式基台或螺丝固位修复体，为种植体周围软组织提供良好的支撑。

9.3.2 数字化种植印模技术

随着数字化印模的精确性得到公认，其临床应用越来越广泛。数字化印模工作流程包括了口内扫描，以及将扫描获取的.stl格式文件传输给牙科技师。操作者必须充分掌握这一流程，正确操作以防失误。任何新技术都需经过学习和应用才能被熟练掌握而广泛应用于临床。各种植体系统都各自提供了专用的扫描杆用于口内扫描。口内扫描需要获取种植体周围软组织形态以及种植体三维位置。此外，还要准确获取对颌牙列形态位置信息以及颌间咬合记录（图9.49）。

口内扫描包括了多个关键步骤。除了获取种植体相对于其他牙齿的位置关系，还要获取临时修复体塑造的软组织形态（图9.50）。

在将临时修复体从口内取下前，先进行一次

图9.49 口内扫描杆是获取口内数字化印模不可或缺的关键部件

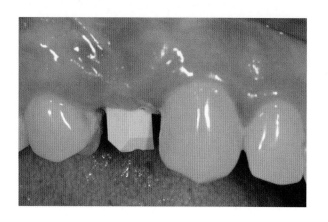

口内扫描，获取其整体形态以及与邻牙和牙龈的位置关系（图9.51，图9.52）。牙科技师后续可以使用这次扫描结果作为设计正式修复体穿龈轮廓的模板。

扫描完成后，将临时修复体从种植体上取下。然后，像所有的数字化种植印模那样，扫描获取软组织和邻牙形态（图9.53）。接着，将口内扫描杆放置到种植体上进行扫描（图9.54，图9.55）。这样就获得了种植体三维位置以及种植体周围软组织形态的数字化信息。同时，对颌牙列以及咬合情况也通过扫描获取。

上述口内扫描完成后，将临时修复体连接到种植体替代体上，在口外单独进行扫描。这一操作有助于技师将临时修复体的颈部穿龈形态复制到正式修复体上（图9.56，图9.57）。

将扫描获取的文件以.stl、.ply或其他类似的格式保存后发送给技师。技师将文件导入设计软件（ExoCad）中，根据所用的种植系统选择匹配的扫描杆，生成虚拟模型，模型含带有个性化种植体周围牙龈软组织形态的虚拟种植体替代体。接着就可以设计虚拟基台，支撑或调整软组织穿龈形态。然后，通过切削本章开头所述的修复材料，得到最终基台或修复体（图9.58，图9.59）。

将制作完成的最终修复体（图9.60）交给医生，常规戴入患者口内。

图9.50　设计良好的临时修复体塑造的软组织形态为设计制作具有理想穿龈轮廓的正式修复体提供了可能

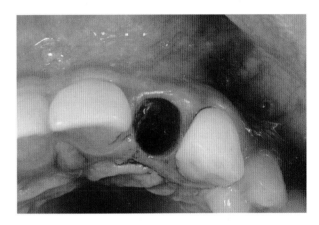

图9.51　首先对12和22牙位已经调整就位的临时修复体进行数字化扫描

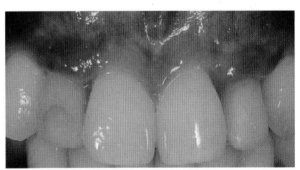

图9.52　临时修复体扫描后获取的数字化印模

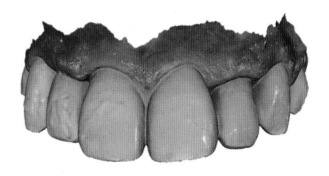

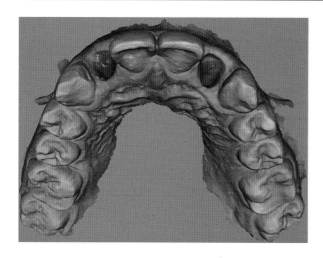

图9.53　扫描获取软组织和邻牙的数字化印模

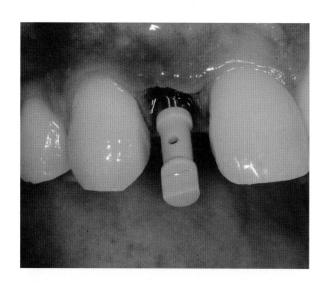

图9.54　通过口内扫描杆获取种植体相对于邻牙和软组织的位置关系

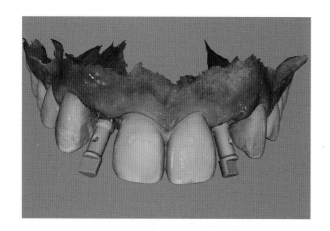

图9.55　牙列以及口内扫描杆的数字化印模

图9.56 口外扫描临时修复体，以便复制其颈部穿龈形态

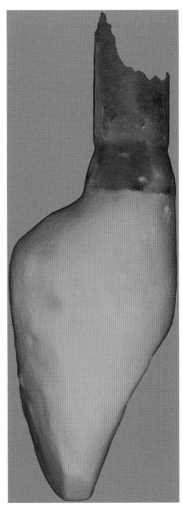

图9.57 以临时修复体形态为模板，回切设计正式基台外形

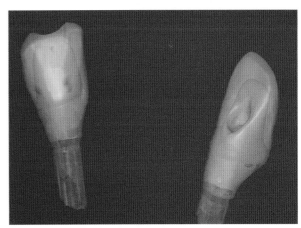

图9.58 正式基台复制了临时修复体的颈部穿龈形态

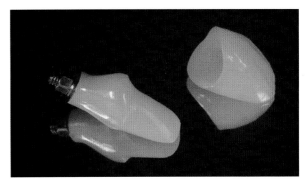

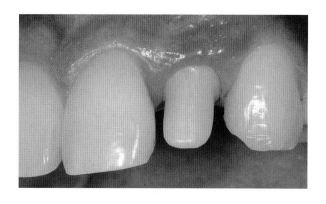

图9.59　个性化氧化锆基台就位于患者口内的种植体上

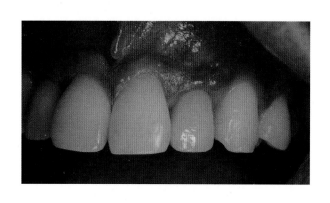

图9.60　最终修复体戴入后，牙龈健康、形态良好。治疗成功的关键包括：设计良好的临时修复体，通过传统或数字化方法准确获取软组织形态，以及设计良好的个性化基台/修复体

9.3.3　一次性安放永久基台概念下的直接印模技术

反复拆卸愈合基台及修复基台会损伤种植体周围的黏膜屏障，造成黏膜退缩[26]。研究显示修复基台一旦拧到种植体上之后不再拧下来的话，可以减少骨吸收和黏膜退缩的程度[27]。

在这一治疗流程中，在种植体植入即刻或二期手术时，选定正式修复基台型号，调改基台的颈缘位置以及高度以适合全冠修复体的设计制作。基台的调改应在口外进行，以免调磨时摩擦产热影响患者。将粘接固位的临时修复体用临时粘接水门汀固定在基台上。粘接固位临时修复体时必须仔细操作，防止多余水门汀残留在种植体周围龈沟内。临床医生必须确保临时修复体边缘放置在龈沟内的深度不超过龈下0.5mm。修复体边缘如果位于龈下过深则无法清除干净残留的粘接水门汀，而残留的水门汀会影响种植体周围软

组织的愈合，并可能导致骨结合失败。

经过3~4个月的愈合期后，将临时修复体从下方的基台上取下，评估牙龈的健康状况以及形态等。如果各项临床指标都令人满意，则进行排龈操作。将干燥的编织排龈线置入龈沟中，在此过程中不要施加过大压力以免损伤附着在基台表面的结合上皮。如果修复体边缘位置设计为齐龈或龈下0.5mm，能进行口内扫描操作，则可制取数字化印模。在修复体边缘位置位于龈下较深或难以进行口内扫描时，则需采用传统印模方法。可以采用两步硅橡胶印模法制取牙列和基台的印模。将印模交给技术室灌制得到工作模型，在其上制作正式修复体，同常规冠桥修复体制作方法。

图9.61~图9.68展示了在一个21缺失的病例中采用一次性安放永久基台概念制作修复体的流程。

图9.61 在植入种植体后即刻试戴预成的氧化锆基台

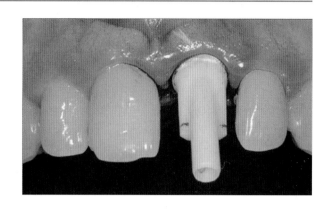

图9.62 调整预成基台的高度,为后续的粘接固位修复体提供足够的修复空间

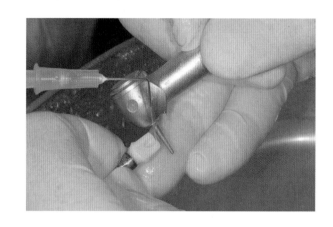

图9.63 完成后的预成氧化锆基台就位后,采用齐龈的修复体边缘设计

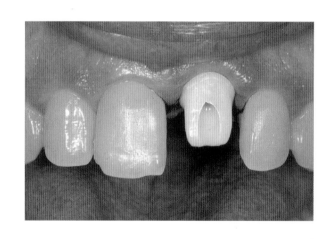

图9.64 用临时粘接水门汀将临时修复体粘接到基台上

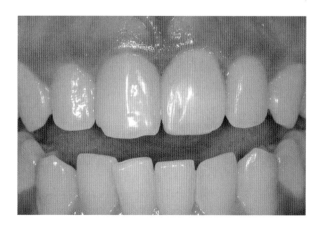

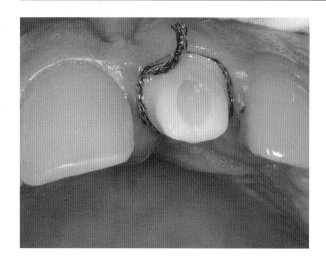

图9.65 4个月后取下临时修复体，放置排龈线准备印模

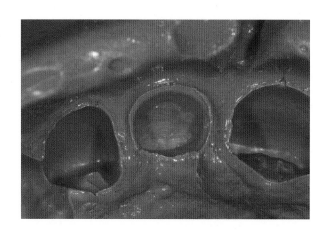

图9.66 一次性安放永久基台的终印模

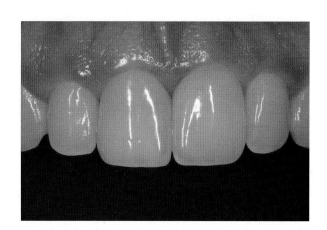

图9.67 二硅酸锂材料制作的最终修复体粘接就位于一次性安放永久基台的氧化锆基台上

图9.68　最终修复完成后拍摄的X线片

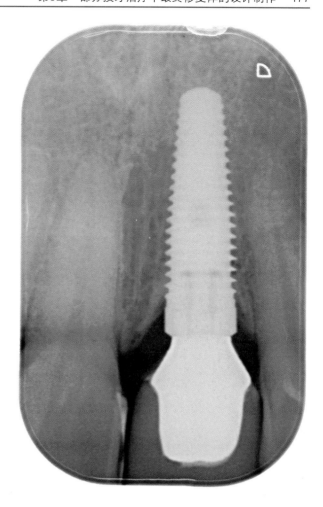

9.4　美学区种植修复的快速印模法

在某些病例中，患者前牙区种植体上的临时修复体已使用了较长时间，功能良好，患者对其美学效果满意。这种情况下可以采用一种新方法来快速同时获取牙龈形态和种植体位置信息。这一方法是从无牙颌种植患者的快速印模方法[28]改良而来。在传统种植修复方法中，包括印模、灌模、制作蜡型、制作最终修复体这些步骤，都会产生一些误差，这些误差汇集起来影响最终修复体的适合性以及美学效果，在此过程中医生需要进行多次试戴以克服上述误差带来的影响。

图9.69 ~ 图9.77展示了这一快速印模法的操作细节。首先，取下临时修复体，检查种植体的

骨结合情况。然后，将临时修复体戴回种植体上，将原配的基台螺丝更换为开窗式印模柱的长螺丝。采用聚醚橡胶制取开窗式印模。印模材料固化后，临时修复体随印模从口内脱出，临时修复体成了印模的一部分，记录了美观、穿龈轮廓理想的牙龈形态。将此印模灌制人造石工作模型，模型复制了牙龈的良好形态，在其上制作最终基台或修复体。

这一快速印模技术的优点是医生可以避开传统种植修复中多个烦琐的步骤，避免在这些步骤中产生的误差，而这些误差都需要医生在操作中进行多次检查才能保证修复体的准确性和适合性。

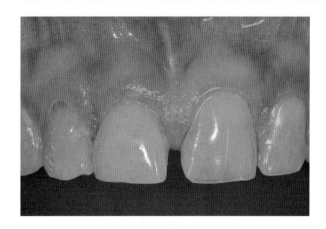

图9.69 螺丝固位的临时冠

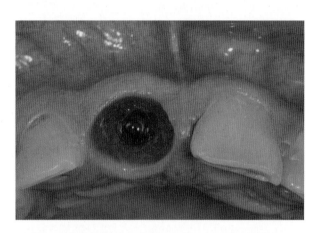

图9.70 临时冠取下后，软组织形态良好

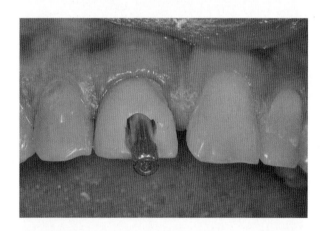

图9.71 使用开窗式印模柱的长螺丝将临时冠固定回种植体上

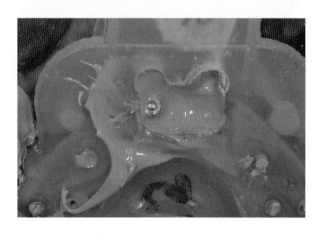

图9.72 制取开窗式印模

图9.73 将种植体替代体连接到临时冠上

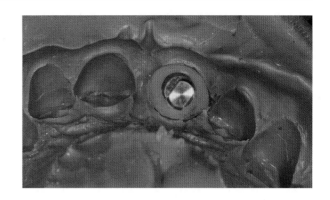

图9.74 在印模内涂布分离剂，然后在临时冠颈缘周围注射人工牙龈材料

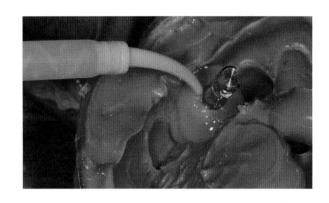

图9.75 带有人工牙龈的人造石模型，精确复制了软组织的形态

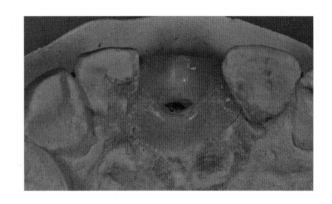

图9.76 氧化锆基台就位于种植体上。21进行了瓷贴面牙体预备

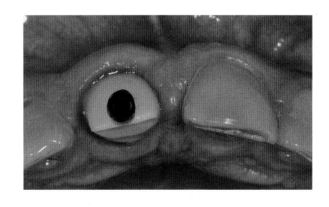

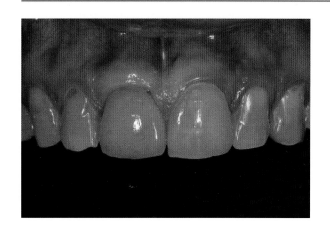

图9.77 二硅酸锂全冠修复后

9.5 总结

根据固位方式的不同，最终修复体有多种不同的设计形式。粘接固位修复体存在残留粘接水门汀以及不能拆卸的缺点，而螺丝固位修复体则不存在这些问题。本章讨论了影响上述修复设计形式选择的因素。正确选择最终修复体的制作材料对于种植修复患者的长期健康和行使功能也是至关重要的。选择合适的印模方式可以减小误差、优化美学效果。本章对于上述因素都有讨论，医生在临床操作中应选择适宜的技术以达到最优的临床治疗效果。

致谢

绘图：Udatta Kher医生

技工制作（除9.4节外）：Adaro Dental Lab，孟买

技工制作（9.4节）：Katara齿科技术室，浦那

*病例提供：Udatta Kher医生

第10章 部分拔牙治疗中的失误及并发症
Errors and Complications in Partial Extraction Therapy

Sudhindra Kulkarni, Tarun Kumar, T.V. Narayan, Ali Tunkiwala

摘要

在过去数年，部分拔牙治疗技术（PET）得到了广泛应用。在种植体植入中，这项技术在种植位点保留了牙根颊侧部分，从而起到保存软硬组织的目的。和其他技术敏感性较高的操作类似，这种手术操作需要格外谨慎仔细。术中可能出现多种并发症。其中大部分是由于病例选择不恰当所引起，少数是在操作过程中出现的。本章将主要讲解PET中并发症的预防及处理。

10.1 导言

牙拔除术后有一系列的生物反应。对临床医生来说，最重要的就是骨改建，其导致了颊侧轮廓的凹陷并引起水平及垂直向软组织的缺损[1-3]。人们采用了多种技术来预防牙槽嵴的吸收，这些技术具有不同的成功率。其目的都是保存牙槽骨的唇侧外形，从而为最终修复体提供一个令人满意的穿龈轮廓[4-5]。根盾技术（the socket shield technique）是近年来保存牙槽嵴轮廓的一个新方法[6-7]。Gluckman等提出了部分拔牙治疗技术（partial extraction therapy, PET）的概念[8-10]。这一概念包含了根盾、桥体盾、牙根埋入等技术。前面的章已对这些技术进行了描述。

因为这些都是较新颖的治疗手段，其临床操作规范还在不断完善中。这些操作具有技术敏感性，通过持续不断的学习才能正确运用，因此可能出现错误及并发症。病例选择标准及排除标准在第3章已有介绍。

部分拔牙治疗中可能出现的错误及并发症可以归为以下几类（图10.1）：

(1) 诊断错误。

(2) 手术错误/并发症。

(3) 修复阶段的并发症。

S. Kulkarni
Department of Implantology, SDM Dental College, Sri Dharmasthala Manjunatheshwara
University, Dharwad, Karnataka, India

Private Practice, Hubli, Karnataka, India

T.Kumar
Department of Implantology, Bapuji Dental College, Davanagere, Karnataka, India

T.V. Naryan
Private Practice, Bengaluru, Karnataka, India

A. Tunkiwala (✉)
Smiles by Design, Mumbai, India

© Springer Nature Switzerland AG 2020
U. Kher, A. Tunkiwala (eds.), *Partial Extraction Therapy in Implant Dentistry*,
https://doi.org/10.1007/978-3-030-33610-3_10

部分拔牙治疗中的错误及并发症

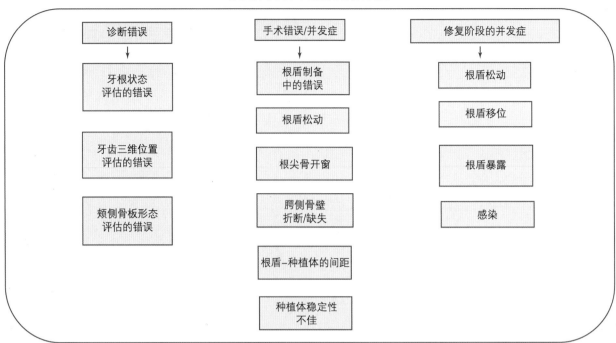

图10.1　部分拔牙治疗中错误及并发症的分类

10.2　诊断错误

10.2.1　牙根状态评估的错误

　　部分拔牙治疗是处理牙根的方法，因此临床医生对牙根状态进行临床检查和影像学检查十分关键。一个健康的牙根是PET长期成功的先决条件。对牙根状态、三维位置，以及周围牙槽骨内可能存在的病损进行评估非常重要[11]。这样可以最小化术中及术后的并发症。术前应当对牙根进行以下几方面的检查（图10.2）：

牙根长度

　　如果牙根长度不足，制备过程中根盾出现松动的概率将会增加（图10.3）。如果根盾过长，将较难拔除其根尖部分。

　　上颌尖牙是口内牙根最长的牙齿[12]。这增加了手术实施的难度，尤其在去除根尖的操作中（图10.4）。

龋齿状态

　　牙根龋坏一般位于牙槽嵴顶之上。在部分拔牙治疗操作中可以彻底地挖除和清理干净[13]。龋坏非常严重的牙根会引发短期或长期的并发症，不是合适的适应证。这种牙根难以进行分割，且在制备过程中容易在不理想的位置折断。因此，应避免选择这类牙根进行PET操作（图10.5，图10.6）。

　　以下病例展示了如果选择了一个龋坏严重的牙根进行部分拔牙治疗操作，将引起相关并发症。在修复阶段，会发现在骨结合完成的种植体周围，根盾出现松动（图10.7～图10.14）。移除根盾后，造成颊侧的骨开裂，需按照引导骨再生（guided bone regeneration, GBR）的原则进行植骨。将异种骨和i-PRF混合为黏性的骨材料在缺损处进行移植[14]。随后覆盖一张PRF膜和一张胶原膜，最后在术区进行严密缝合[15-17]。

牙周状态

　　牙周病会导致牙槽骨吸收，引起根盾

图10.2 这类病例由于根尖骨开窗及腭侧骨宽度不足，不适合应用根盾技术

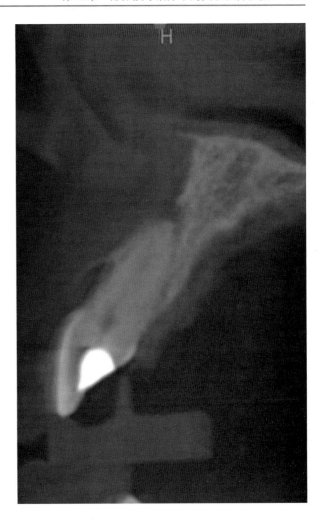

图10.3 这个病例中牙根长度较短。去除冠部及根尖后根盾长度不足，导致稳定性不佳。操作中牙齿会出现松动

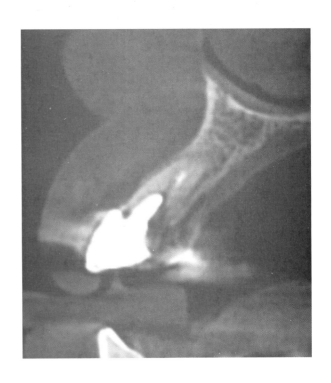

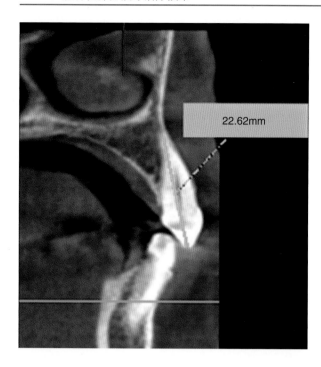

图10.4 上颌尖牙牙根最长。拔除根尖较为困难

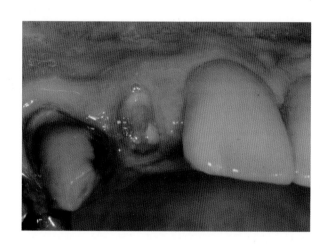

图10.5 应用PET的理想牙齿为无龋坏但无法修复的患牙

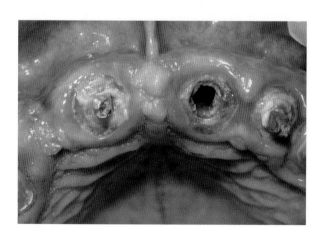

图10.6 21有大范围龋坏累及牙根较深的部位

图10.7 龋坏严重的牙根（11）

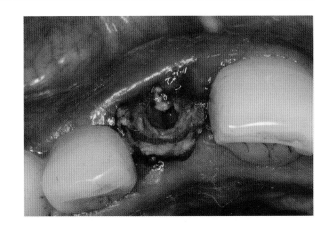

图10.8 修复阶段发现根盾周围出现感染

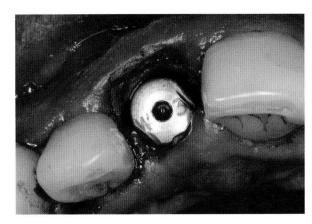

图10.9 检查发现根盾出现松动。这个病例牙根龋坏较深，因此不适合进行部分拔牙治疗操作

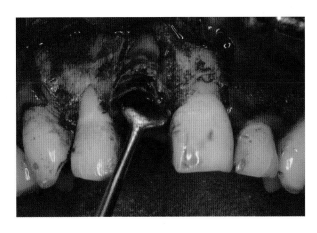

图10.10 根盾去除后可见颊侧骨开裂

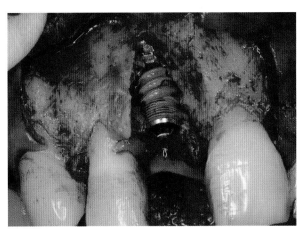

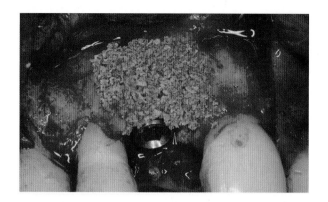

图10.11　使用异种骨进行GBR治疗

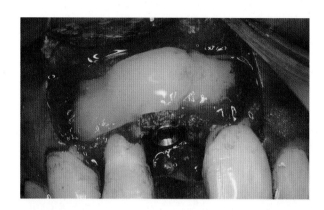

图10.12　在移植物上覆盖PRF膜

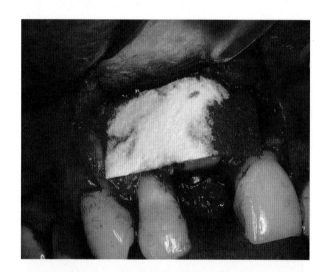

图10.13　覆盖并缝合固定胶原膜

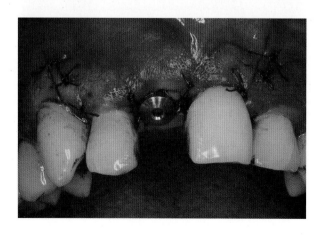

图10.14　缝合黏膜瓣。种植体已完成骨结合，因此直接连接愈合基台

的松动，最终导致手术的失败（图10.15a，图10.16）。牙周病是PET的禁忌证[18]（图10.15b）。

余留牙齿的感染

急性炎症是种植体植入的禁忌证[19]。部分拔牙治疗操作前应解决感染，否则会增加术后并发症的概率（图10.16）。

外吸收

引起颊侧骨板穿通的牙根外吸收是PET的禁忌证（图10.17）。

纵向/斜形根折

根折会影响根盾制备后的牙根位置。如果发现或怀疑根折，不应使用根盾技术[7]。

图10.15　（a）不能修复但牙周健康的牙齿是部分拔牙治疗的适应证。（b）有牙周病、松动的牙齿是部分拔牙治疗的禁忌证

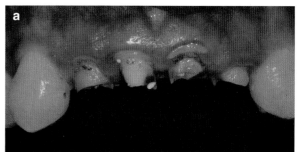
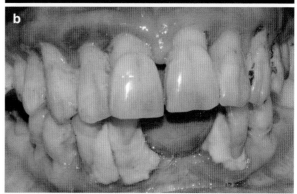

图10.16　11存在根尖周急性感染，因此不是PET的适合病例

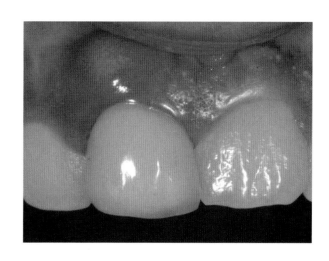

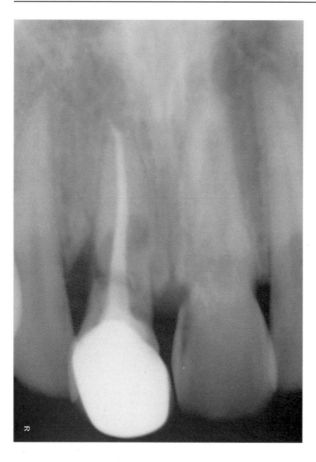

图10.17　两颗切牙均显示内外吸收。如果吸收范围已穿通牙齿累及颊侧骨板，则不能进行部分拔牙治疗操作。应在术前影像上确定吸收的程度

10.2.2　牙齿三维位置评估的错误

　　牙齿在牙槽窝内的三维位置及牙根走向对部分拔牙治疗手术操作有直接的影响。腭侧及根尖的骨量必须充足，才能稳定计划植入的种植体[20]。

Gluckman等发表了牙根三维位置的不同影像学病例，并且强调了部分拔牙治疗操作中识别这些牙根位置的重要性（见第3章）[11]。如果对可用骨内的牙根走行判断有误，会造成种植体植入时的医源性并发症（图10.18，图10.19）。

图10.18　在指定种植位点腭侧缺少足够的骨量，因此该病例不适合使用根盾技术以及即刻种植技术

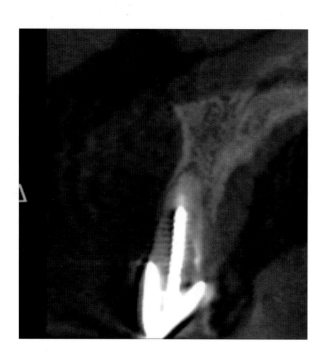

图10.19　牙槽窝腭侧骨量极少、存在感染、唇侧骨板穿通，是部分拔牙治疗的禁忌证

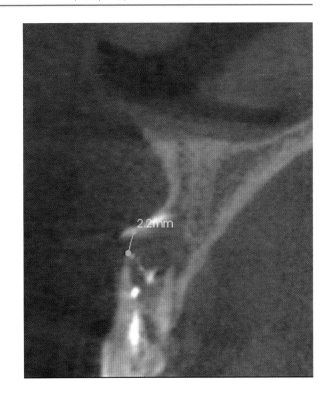

10.2.3　颊侧骨板形态评估的错误

骨开窗及骨开裂：

在部分拔牙治疗中，必须拍摄CBCT显示可用的颊、腭侧骨形态（图10.20，图10.21）。

利用一个远离开窗区的半月形切口，可以在根盾制备中对骨开窗进行处理（见第6章）[21-22]。然而，骨开裂会引起根盾松动等并发症，因此不能选择部分拔牙治疗。

图10.20　完整的颊侧骨板和足够的腭侧骨量是部分拔牙治疗的必要条件

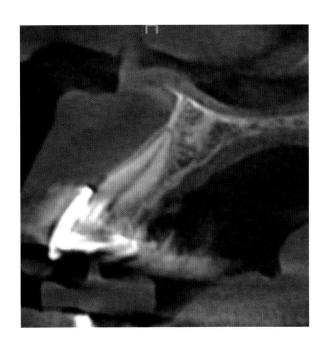

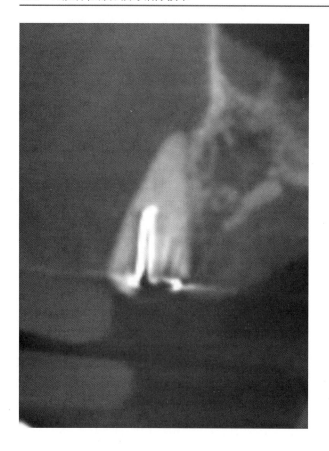

图10.21 唇侧皮质骨缺失，是部分拔牙治疗的绝对禁忌证

10.3 手术错误/并发症

10.3.1 根盾制备中的错误

根盾厚度过薄或过厚

根盾理想的厚度（图10.22）在第2章中已有讨论[23-24]。如果根盾较薄（图10.23），便缺乏足够的余留组织，不能稳定地连接在牙槽窝内的束状骨上。但反之，如果根盾过厚，限制了牙槽窝内种植体的可用空间，也会导致根盾和种植体位置过于接近。过厚的根盾还限制了临时和最终修复体穿出的空间[10,25]。图10.24展示了根盾过厚的情况。

对于直径较大的牙齿，如尖牙、前磨牙、中切牙来说，1.5mm厚的根盾是比较理想的。对于上颌侧切牙和下颌切牙来说，1~1.2mm是理想的厚度。如果在某些病例中，牙槽窝直径不允许制备理想厚度的牙片，临床医生应重新评估部分拔牙治疗操作的可能性（图10.25）。

根盾长度不足

根盾必须具有足够的长度以保持完整性，避免松动[24]。理想的长度应为8mm或牙根长度的2/3，取其中更长的来判定。短于8mm的根盾，只要足够稳定，也可能起到稳定颊侧骨板的作用（图10.26）。

根尖未去除（未去除的遗留根尖）

去除所有根充材料及根尖，才能保证根盾和桥体盾技术的成功（图10.27，图10.28）[9]。如果未去除根尖，种植位点残余的感染会引起术后感染。为了保证完全去除所有根充材料及根尖，必须在根盾制备后拍摄口内根尖片。对于较长的牙根如前磨牙，由于钻针长度不足，可能较难拔除根尖（见第6章）。

图10.22 根盾的理想厚度为1.5mm。选择的种植体直径应当保证种植体和根盾之间至少有1mm的间隙

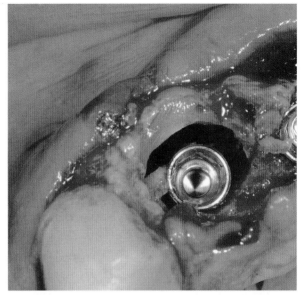

图10.23 较薄的根盾容易脱位，因此操作中要额外仔细

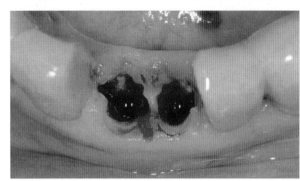

图10.24 过厚的根盾占用了种植体的空间

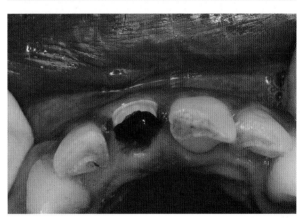

图10.25 根据牙槽窝解剖条件的限制，根盾的厚度可有所不同。注意图中尖牙所需牙片较厚（1.5mm），而侧切牙的牙片较薄（1mm）

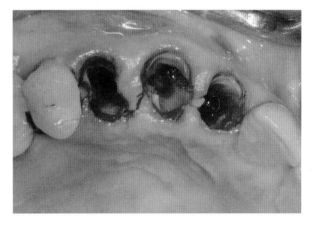

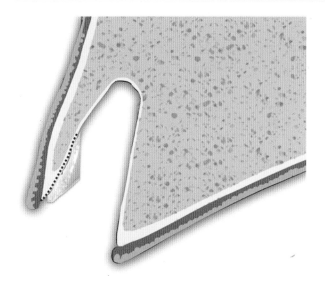

图10.26 过短的根盾容易移位或松动

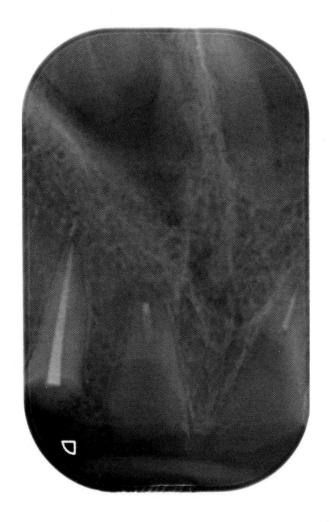

图10.27 根盾制备前需要去除根管内的充填材料。这张X线片中根充材料显影，表示根盾制备不完善

图10.28 应当去除21中所显示的残余根充材料

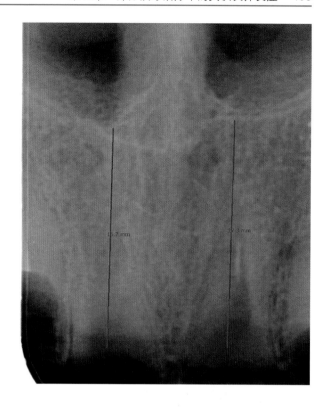

根盾形态不正确

　　根盾理想的形态在过去几年间经历了一些变化。根盾的制备需要能够大约150°包绕牙槽窝（图10.29），以防止颊侧骨吸收[24]。如第6章所述，"C"形根盾延伸到了邻面，可以覆盖更多的区域（图10.30）。这样的优势是保护了龈乳头，但同时增加了接触种植体的风险[26-27]。这样也限制了种植体周围区域的血液供应，可能对骨结合产生影响。在最终决定前，临床医生需要衡量"C"形设计的益处。需要明白的是，如果根盾的形状没有覆盖到牙槽窝四周足够的范围，会导致其松动并最终脱落。

根盾制备中损伤了邻面骨壁

　　近远中向分割牙根时应仔细操作。过于猛烈的操作可能会对牙槽窝邻面骨壁造成许多损伤，并导致种植体稳定性不足。如果损伤严重，影响了种植体植入，手术可能需要终止（图10.31）。

图10.29 根盾的常规制备方向是从近中唇侧线角向远中唇侧线角

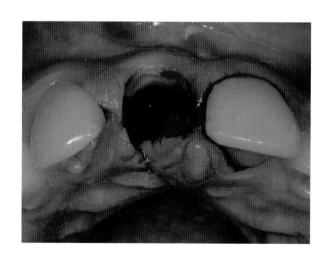

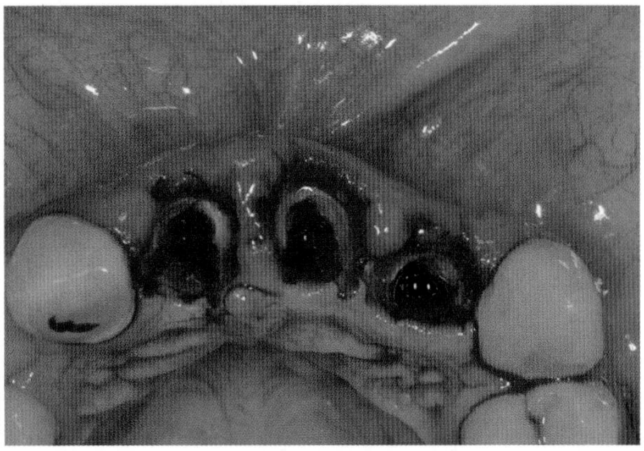

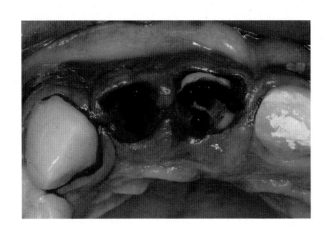

图10.30 "C"形根盾

图10.31 在根盾制备中意外钻到了牙槽窝侧面的骨壁。可能导致种植体初期稳定性不足

10.3.2 根盾松动

引起根盾松动的主要原因为:

- 松动的牙齿(不是部分拔牙治疗的适应证)。
- 分割牙根时钻针引起的振动。
- 根盾厚度和长度不足。

根盾松动的一个常见原因是拔除腭侧牙根时没有正确的使用牙挺。牙挺不应当插入在近远中向分根后形成的间隙中。牙挺的正确摆放位置应当是腭侧牙根和腭侧骨板之间。

预防:选择坚固的、无严重根尖周病变的牙齿,可以预防根盾出现松动。同样,在高速下使用钻针以避免颤动和振动。不要使用钝的、过度磨耗的钻针。足量的冲洗有利于清创、清除碎屑。

处理:如果在制备中根盾出现松动,必须将其取出并丢弃[28]。临床医生此时应当进行传统的拔牙后种植术。应当考虑利用如双区植骨技术等进行种植及植骨[5]。值得强调的是,松动的根盾不能达到任何生物学目的,因此不要尝试将其固定或放回牙槽窝。

10.3.3 根尖骨开窗

常见原因为已穿通根尖区颊侧骨板的根尖周病变,或由医源性因素导致的根尖骨开窗(图10.32)。

预防:部分拔牙治疗的病例选择标准中明确提到,需要术前影像来评估牙槽窝根尖区的任何病理改变[19]。预防根尖骨开窗的最佳方法是仔细评估影像学检查,切勿选择根尖周病变严重的病例。同样,如果牙根的三维位置可能在根盾制备中引起根尖开窗，也应避免选择此类病例[11]。

　　处理：如果在X线片中发现了开窗，或者术者不慎造成了开窗，此类病例在进行根盾制备后，应进行美学颊侧翻瓣，在骨开窗位置进行植

骨（图10.33～图10.36）[21,29]。如果开窗范围较大，此时可能需要推迟种植体植入。可以考虑在牙槽窝完全愈合后择期进行种植。

图10.32　术前发现根尖骨开窗

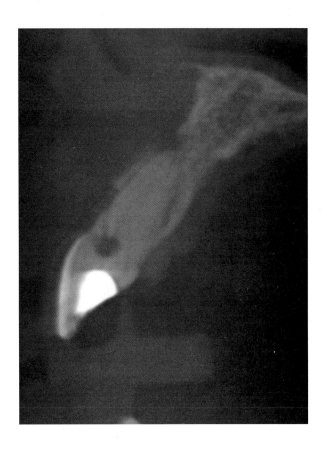

图10.33　钻针角度有误，导致根尖骨开窗

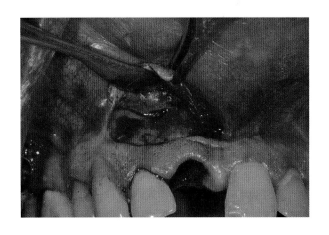

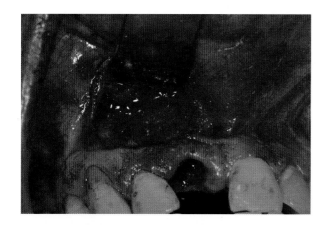

图10.34　利用骨替代材料和胶原膜进行根尖缺损的植骨

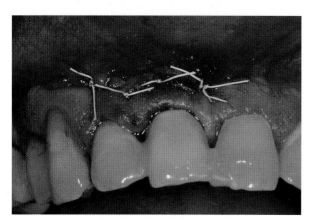

图10.35　用PTFE缝线关闭骨缺损区

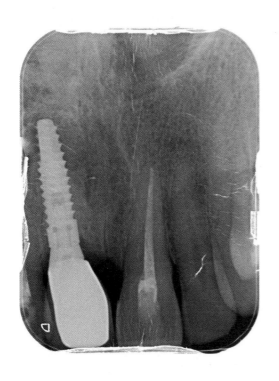

图10.36　最终修复完成后的X线片

10.3.4　腭侧骨壁折断/缺失

　　牙槽窝的腭侧骨壁是一个重要的解剖结构，对拔牙后即刻种植的成功来说是必需的。腭侧骨壁是支持种植体的主要受力部位，因此必须确保其完整性。腭侧骨板缺失，对种植的备洞操作有严重的影响[11]。

原因如下：

- 拔除腭侧牙根时牙挺施力过大。
- 种植体植入时的压力：种植体植入时如果扭矩过大，过度预备的腭侧骨板可能折断。

预防：术前必须对腭侧骨进行评估，保证术前有充足的骨量。应当轻柔地进行部分拔牙治疗。种植体植入时要控制扭矩。

处理：如遇腭侧骨壁折断，必须评估是否还有足够的骨量，以满足种植体植入且有一定的初期稳定性。

如果折断范围较大，可能需放弃同期种植（图10.37）。

为了弥补缺失的腭侧骨，必须进行骨增量。骨增量中可以使用自体骨和合适的骨替代材料混合物[30]。

腭侧骨壁穿通的处理

以下病例展示了腭侧骨壁穿通的发生及处理。21及11计划拔除后种植。治疗设计为，先拔除21，利用11支持单端桥临时修复体，待21骨结合完成后，拔除11再行种植。

在第一次手术，21完成根盾的制备，但在种植备洞中腭侧骨壁意外穿通。从腭侧旋转软组织瓣覆盖于该位点，待其愈合。3个月后，重新进入，发现软组织充满牙槽窝。由于缺乏腭侧骨板的成骨潜能，牙槽窝内无新骨形成。翻瓣后，在该位点利用自体骨和异种骨移植材料的混合物进行骨增量。使用一张钛网来支撑腭侧骨壁。3个月后，进行11和21的种植术。2颗牙均使用临时冠进行即刻修复。4个月后，进行最终修复（图10.38～图10.52）。

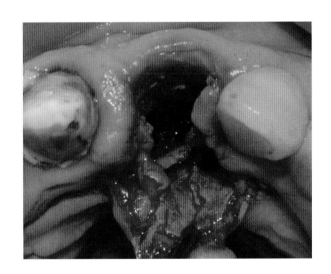

图10.37 21根盾制备完成，但腭侧骨壁折断，无法同期植入种植体

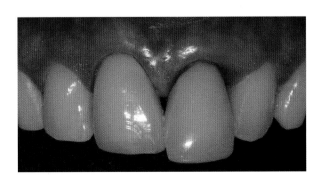

图10.38 术前情况：11和21待拔除

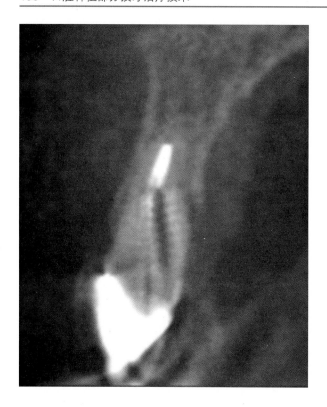

图10.39　X线片显示牙根和牙槽骨的位置。可见牙槽骨宽度较窄，腭侧可用骨量非常少

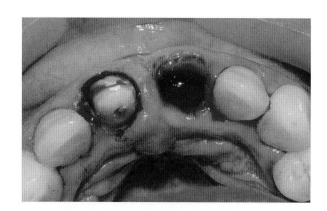

图10.40　21根盾的制备

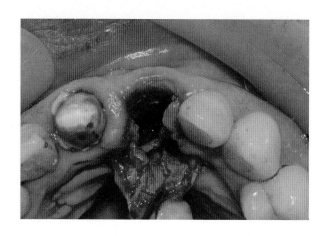

图10.41　可见腭侧骨壁缺失，根盾完整

图10.42 术中CBCT影像显示根盾完整，但腭侧骨壁缺失

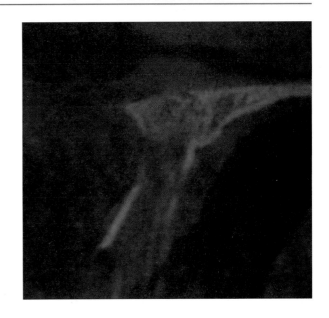

图10.43 取腭侧组织覆盖牙槽窝，待其愈合

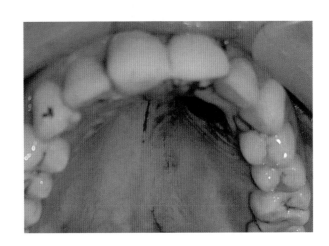

图10.44 术后3个月重新进入手术位点。可见牙槽嵴顶根盾暴露

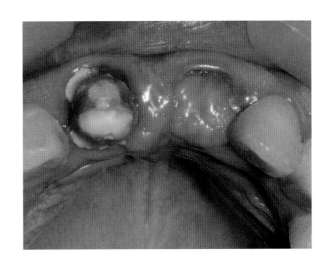

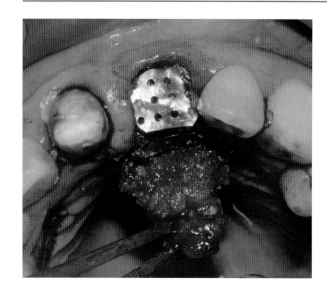

图10.45 重新进入手术位点，将钛网塑形后覆盖在缺损区以形成新的腭侧骨壁

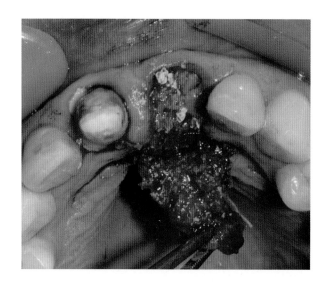

图10.46 种植位点使用自体骨和异种骨进行植骨

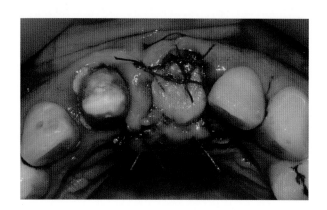

图10.47 松解的黏膜瓣封闭腭侧骨缺损

图10.48 组织增量3个月后，重新进入并植入种植体

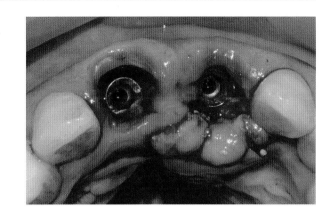

图10.49 连接基台，椅旁即刻制作临时修复体

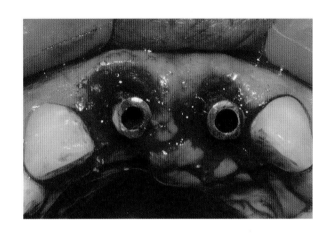

图10.50 种植术后3个月，11及21可以进行最终修复。修整暴露的21根盾，将其磨短至牙槽嵴顶

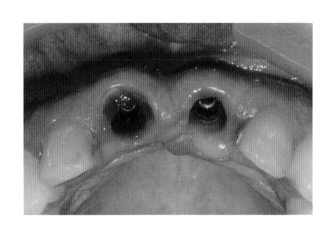

图10.51 永久基台就位

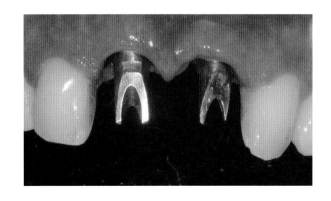

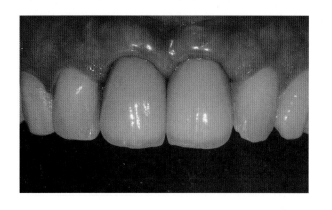

图10.52　最终修复体。角化龈的宽度和健康程度，以及组织的轮廓外形是可以接受的

10.3.5　根盾–种植体的间距

根盾和种植体不能接触[8,24-25]。两者间也不能有过大的间隙。

根盾和种植体的物理接触

如果根盾和种植体间距离不足，会减少血凝块充填的空间，从而减少种植体和根盾之间的骨量。由于有根盾的存在，根盾技术位点比传统的拔牙后即刻种植的牙槽窝要少一个骨壁。因此，最好在种植体和根盾之间留有足够的间隙，最少为1mm。

常见原因为如果根盾过厚或种植体直径过大，两者会发生接触。也可能因为植入时种植体轴向颊倾导致种植体颊侧过于贴近根盾，甚至与根盾发生接触（图10.53，图10.54）。

预防：根盾的冠部需要磨薄，给临时修复材料留出足够的空间。这一点在临时修复的章节中

有详细的讨论[31]。根盾及种植体也可能在冠方没有接触，但两者在根方有轻微接触。在目前的临床组织学研究中，只要种植体对根盾无压力，这样的接触不会产生不利影响[32-33]。

处理：如果发现种植体和根盾直接出现接触，取出种植体，进一步打磨根盾后重新放入种植体是更安全的做法。

根盾和种植体间的间隙过大

原因如下：

- 根盾过薄或种植体直径过小。
- 牙槽窝直径过大；比如前磨牙和多根牙。

预防：必须获得理想的根盾厚度，同时选择的种植体直径能够和牙槽窝契合，不超过其范围也不接触根盾（图10.55）。理想状态下，根盾和种植体之间的间隙为1~1.5mm。

图10.53　在11牙位制备根盾以进行种植

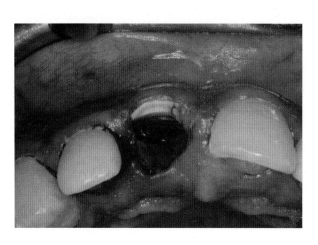

图10.54 在21牙位根盾和种植体间的间隙过小。种植体直径选择不当或根盾过厚可导致这种并发症

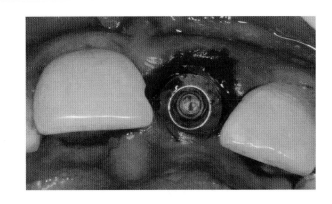

图10.55 根盾和种植体的理想间隙

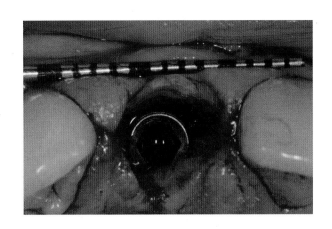

处理：如果种植体和根盾的间隙过大，可能发生软组织陷入（图10.56）。

软组织长入的量有不同情况。有时可能局限在种植体冠部的少数几个螺纹范围内，也有可能陷入达种植体全长（图10.57，图10.58）。作者观察到，有些病例中，如种植体和根盾间距宽于2mm但没有用骨材料进行移植或种植体上没有固定的即刻临时修复体时，在PET位点会发生软组织陷入。Gluckman等建议，如根盾和种植体间存在间隙便应该植骨[8]。与之相反，将这种技术称为"牙根膜（root membrane, RM）"的Mitsias等并不推荐这种处理方法。他们认为，保存牙周膜及其相应的血液供应更为重要[33]。作者也同样发现，未在间隙内植骨，术后戴入即刻临时修复体后，并未发现软组织陷入。由此说明，如果不能植骨，部分拔牙治疗位点的种植体上至少应安装

一个固定的临时修复体或个性化愈合基台[31,34]。

如种植体的初期稳定性不足以支持临时修复体，在间隙内必须进行植骨并建议选择埋入式愈合。在不能获得足够的种植体初期稳定性的情况下，建议选择改良的Glocker技术，即术中在间隙内植骨，择期植入种植体[35]。

使用Glocker技术的位点，多发现有软组织陷入。因此，建议在牙槽窝内使用吸收较快的骨移植物（如异体松质骨或人工合成植骨材料），以避免软组织陷入到位点中。对于这类病例，可以在植骨操作几个月后进行延期种植。如果在使用根盾技术的病例中留有一个较大的间隙，更有可能出现软组织长入。因此，在Glocker技术中，推荐进行牙槽窝内骨增量，以保证位点内有足够的新骨形成。

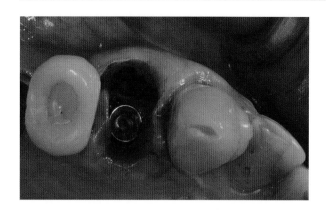

图10.56　种植体和唇侧的根盾间隙过大

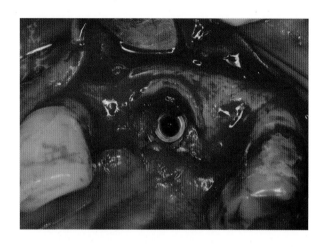

图10.57　在二期手术中发现根盾和种植体间有软组织陷入

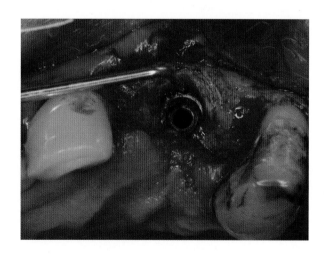

图10.58　根盾和种植体间探诊深度增加

10.3.6　种植体稳定性不佳

原因如下：

- 种植备洞不当。
- 骨质不佳。
- 制备根盾时损伤了牙槽骨。

预防：根盾制备中保持足够的警惕，种植体植入应遵从正确的手术方案。

处理：如果初期稳定性不佳，在牙槽窝形态允许的情况下，建议取出并更换一颗直径更大的种植体。如果这种方案不可行，可能需要放弃植入种植体并进行植骨，将根盾保持在原位。可以尝试在适当的愈合期后重新植入种植体。

软组织陷入至延期的根盾位点

以下病例展示的是按Glocker技术处理后的位点中发生了软组织陷入（图10.59 ~ 图10.67）。11需要拔除。牙根无龋坏、牢固、尺寸合适，因此计划部分拔牙治疗手术。但是该位点不能为种植体提供足够的稳定性，因此决定延期植入种植体，利用腭侧带蒂瓣封闭牙槽窝洞口。3个月后，发现软组织长入手术位点内。但是该位点不能为种植体提供足够的初期稳定性，因此决定延期植入种植体，利用腭侧带蒂瓣封闭牙槽窝洞口。种植术后3个月进行负重。

图**10.59** 术前情况：可见11严重变色

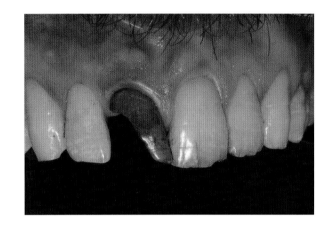

图**10.60** 制备根盾，但未植入种植体

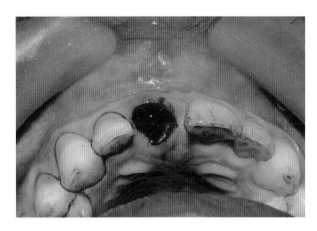

图**10.61** 旋转的腭侧带蒂瓣封闭牙槽窝。未放入移植物

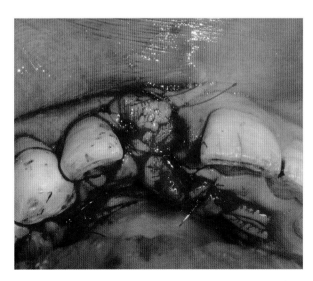

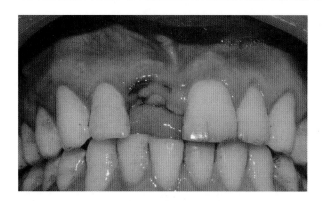

图10.62　软组织陷入至牙槽窝

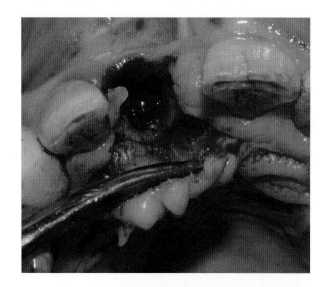

图10.63　牙槽窝内未见新骨

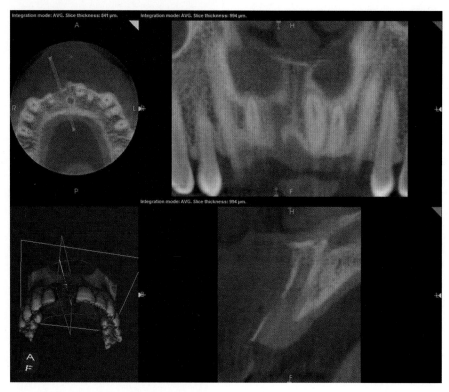

图10.64　CBCT显示牙槽窝内骨量不足，但根盾完好

图10.65 植入一颗长度超过根尖的种植体，剩余空间进行植骨

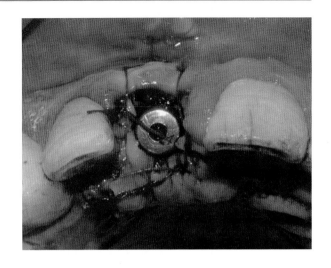

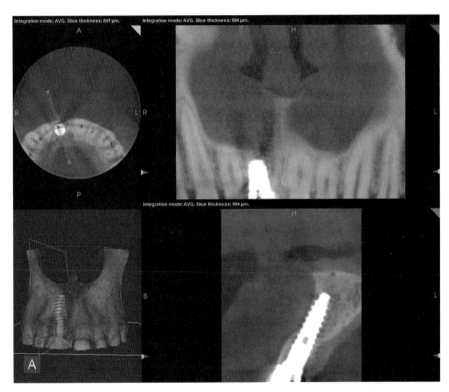

图10.66 11牙位的最终修复体

图10.67 最终修复体就位

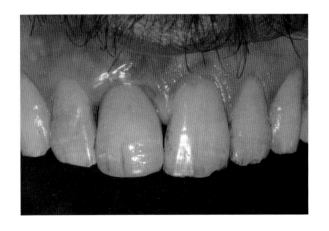

10.4　修复阶段的并发症

这类并发症可能在修复工作开始之前的愈合期内发生，或在戴入最终修复体之后的修复后阶段发生。

10.4.1　根盾松动

引起根盾松动的原因：

- 牙齿在术前有Ⅰ度松动。
- 根盾制备中由钻针引起的振动。
- 过薄的根盾。
- 种植体植入中与根盾发生接触。

- 颊侧骨板缺失。
- 拔牙技术有误。

预防：遵从正确的病例选择标准，避免选择松动的牙齿或颊侧骨板缺失的病例。为了防止根盾过薄，必须遵从前述根盾的制备标准。种植体的尺寸和植入操作都要避免和根盾发生接触。拔牙中，必须要确认腭侧牙根和颊侧部分完全分离后方可拔除。如果各部分仍有连接，腭侧牙根活动后会导致颊侧根盾也发生松动。

处理：在根盾已经松动的情况下，必须将其取出，种植手术可按传统的拔牙后即刻种植来操作。可能需要骨增量来维持轮廓外形[5]（图10.68，图10.69）。

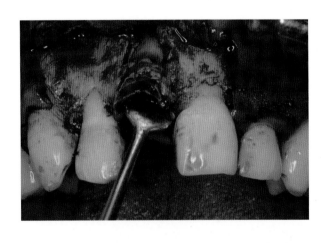

图10.68　根盾裂开、龋坏、松动

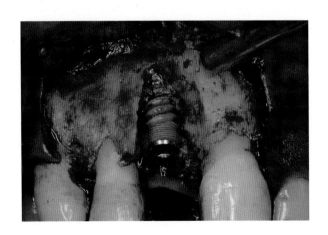

图10.69　取出松动的根盾后出现颊侧骨开裂

10.4.2 根盾移位

根盾移位是指其整体在任意方向上出现移动[13]。

常见原因为:

- 术中根盾出现微小的松动但未被发现。松动的牙片在愈合期内可能发生移动。
- 种植体植入中接触根盾并产生压力,可能导致移位。
- 临时和最终修复体产生的压力可挤压根盾,最终导致移位。

预防:根盾和种植体间不能接触,可防止此种并发症。更重要的是,在种植位点的预备中要仔细检查根盾的完整性和稳定性,保证其没有松动,才能防止未来发生移位。修复体在边缘以下必须设计成凹形,该部分内容在第四章中已有介绍。

处理:松动的根盾必须移除,由于根盾缺失造成的缺损必须按照GBR的原则进行植骨。

10.4.3 根盾暴露

Gluckman等在2017年报道了128个位点,其中16个出现了根盾暴露;表明这是最常见的并发症之一[13,36]。

根盾暴露本质上分为内部暴露和外部暴露。内部暴露是指部分根盾突入至种植体与修复体,一般是临时修复体之间。外部暴露是指部分根盾穿过牙龈组织暴露至口腔前庭。因此,根盾暴露可以分为朝向种植体的内部暴露(图10.70,图10.71)及朝向口腔的外部暴露(图10.72)。

引起根盾内部暴露的原因为:

图10.70 12进行SS制备。拆除临时修复体后发现,根盾朝种植体方向暴露,即内部暴露。发现根盾锋利的尖端造成了其内部暴露

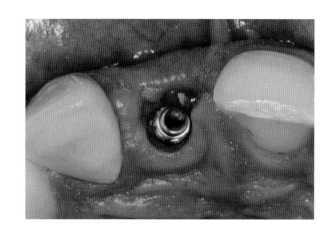

图10.71 该病例显示21的根盾内部暴露

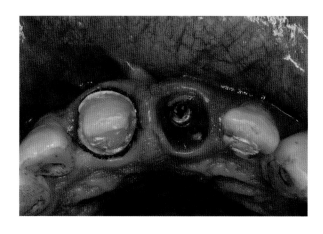

- 根盾保留在牙槽嵴顶之上。
- 临时修复体穿龈部分形态过凸，在临时修复体和根盾之间没有给软组织留有足够的空间。

引起根盾外部暴露的原因为：

- 根盾颊向松动/移位。
- 薄龈生物型。

Gluckman及其团队发现，根盾暴露和颊侧骨量不足相关，如下前牙和正畸治疗后的牙齿[13]。

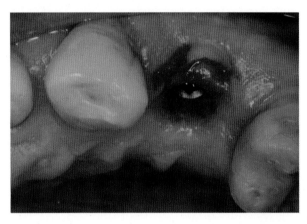

预防：根盾内部暴露可以通过以下方法避免，将根盾磨除至牙槽嵴顶水平，同时确保临时修复体边缘以下为凹面形态，在修复体和根盾之间留有至少1.5mm的空间（见第4章）[10,13,37]。

需要将根盾内侧冠部处理为斜面，以预留空间[10,24,31]。

预防根盾内部暴露，需保证种植体或修复体不接触根盾，也不对其产生压力。

根盾内部暴露的处理：下面这张问题处理流程图，概括了根盾暴露这一临床并发症的处理方法（图10.73）。

图10.72 该病例显示24的根盾外部暴露

根盾暴露：原因、预防和处理

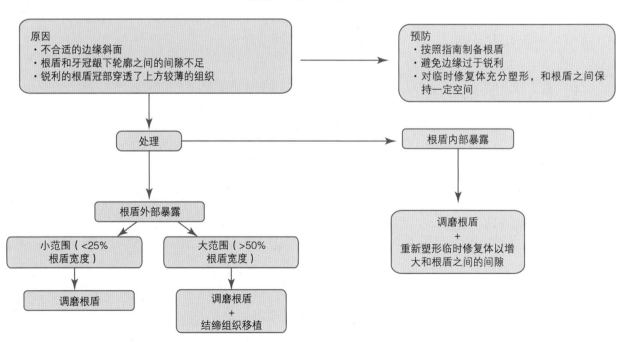

图10.73 根盾暴露的处理流程图

利用结缔组织移植（CTG）处理根盾内部暴露

以下病例展示了愈合期间发现了根盾内部暴露。暴露部分用高速钻针磨除。上颌结节作为供区获取结缔组织瓣。获得的组织覆盖在暴露的根盾上（图10.74～图10.77）。

根盾外部暴露的处理

一颗上颌第二前磨牙准备进行PET手术。在根盾制备中不小心造成一个锐利的边缘，但未被发现。种植体植入后，用黏性骨移植物充填牙槽窝〔由Perioglas（0.5g，生物活性人工合成骨移植物，Nova Bone产品，LLC）和可注射富血小板纤维蛋白（i-PRF）制备而成〕[14-17,38-39]。利用胶原塞和交叉褥式缝合法封闭牙槽窝。

然而，在修复阶段发现了外部暴露，可能是由于根盾斜面形态不合适，以及根盾制备中产生的锐利边缘所造成。暴露部分用高速涡轮机和金刚砂钻针磨除（图10.78～图10.83）。2周后，软组织在磨除后的根盾上愈合（图10.84）。

图10.74 在二期手术中发现根盾内部暴露

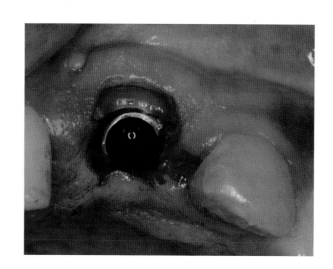

图10.75 磨除暴露的根盾后，使用从上颌结节获得的结缔组织进行软组织增量，以覆盖暴露的根盾

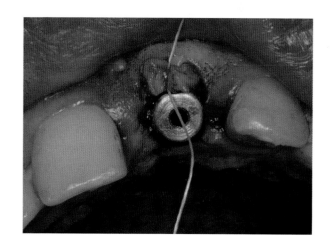

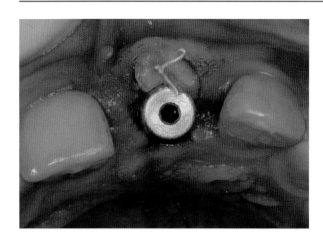

图10.76 将结缔组织移植物缝合固定

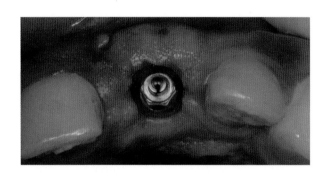

图10.77 愈合后软组织外形理想。可见点彩，表示组织非常健康

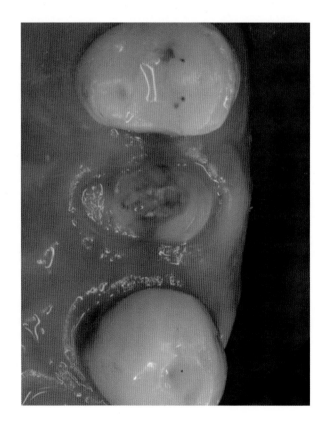

图10.78 24拔除后拟行种植

图10.79 根盾制备。可见意外地产生了锐利的外部边缘

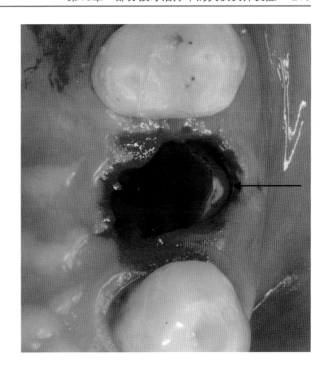

图10.80 间隙内植骨后植入种植体

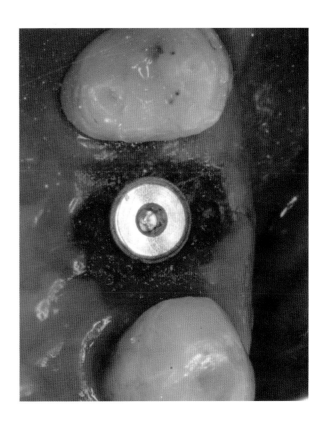

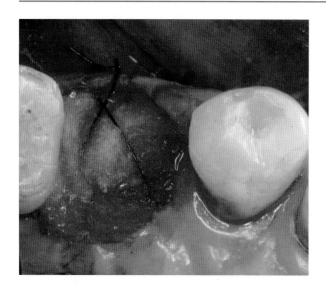

图10.81　使用胶原塞和交叉褥式缝合法来固定移植物

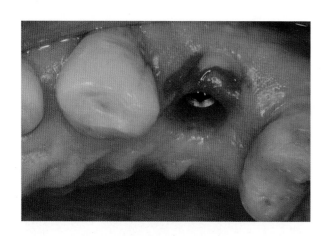

图10.82　修复时发现根盾外部暴露

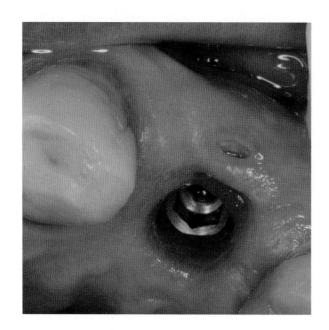

图10.83　逐步磨除外部暴露的根盾至软组织可以封闭洞口为止

图10.84 磨除后根盾被完全覆盖

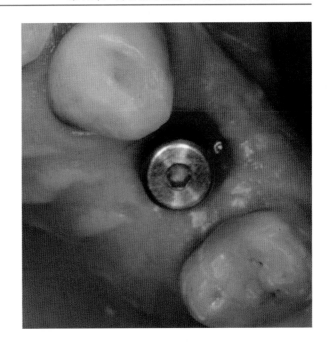

在下颌尖牙和前磨牙区根盾外部暴露的处理方法

下面的病例展示了在二期手术中发现根盾外部暴露（图10.85～图10.104）。在二期手术中显露种植体，调磨根盾至颊侧牙槽嵴顶水平。获取

一片结缔组织移植物，置入颊侧瓣和根盾之间，对该范围内的软组织进行增量以防止根盾进一步暴露。

图10.85 43和47缺损严重，需要拔除

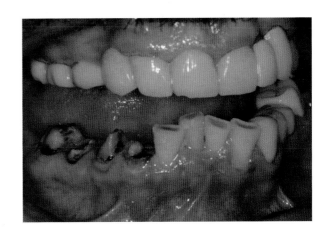

图10.86 咬合面观显示多颗牙龋坏

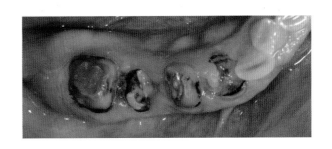

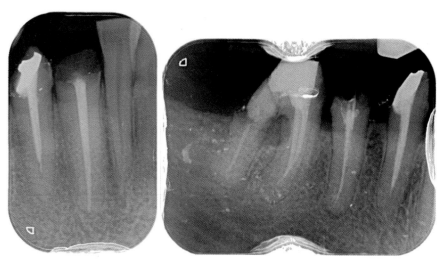

图10.87　术前X线片显示46缺损严重

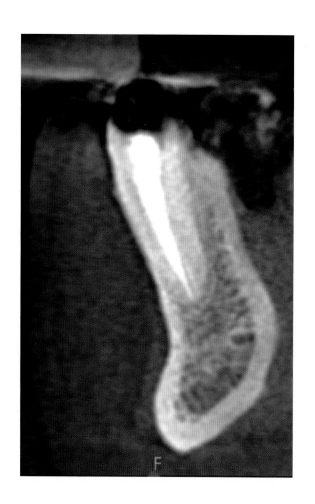

图10.88　43纵向横截面显示牙齿根方及舌侧有充足的骨量

图10.89　45纵向横截面显示牙齿根方及舌侧有充足的骨量

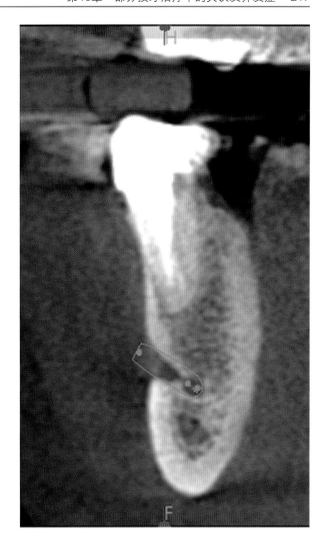

图10.90　43、45制备根盾，由于44骨壁厚度足够，保留44未来进行修复

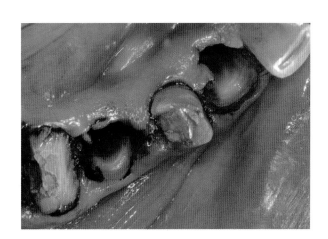

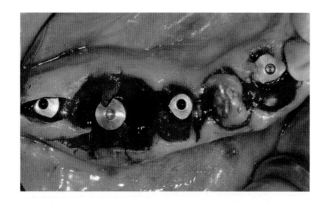

图10.91　种植体植入在正确的三维位置上

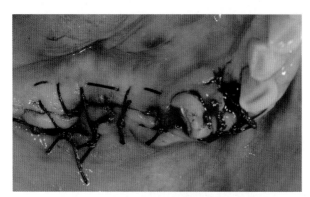

图10.92　缝合位点，行埋入式愈合

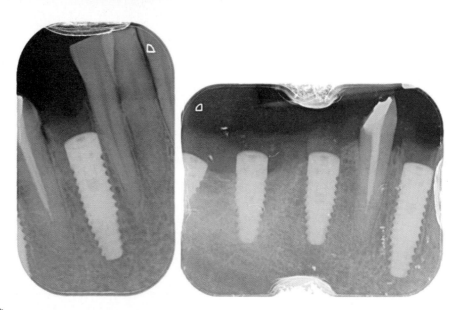

图10.93　术后影像

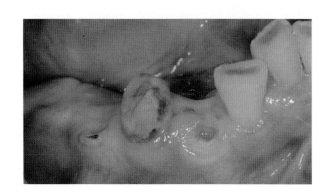

图10.94　43、45位点3个月愈合后，发生根盾外部暴露

图10.95 行二期手术，打开位点以显露种植体。暴露的
根盾进行调磨

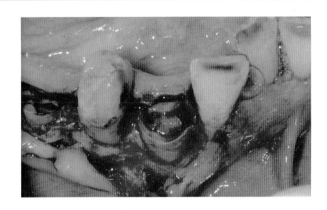

图10.96 根盾磨除至43的牙槽嵴水平

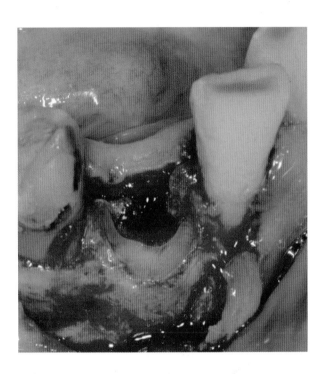

图10.97 45的根盾磨除至骨水平

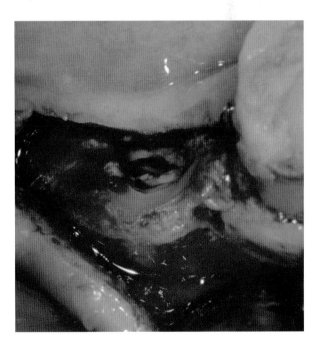

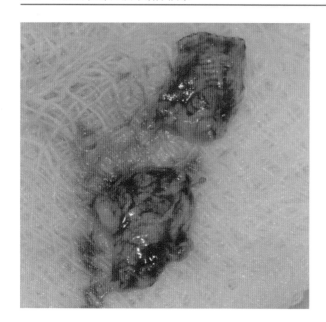

图10.98 腭部获取结缔组织移植物，增加术区的软组织厚度

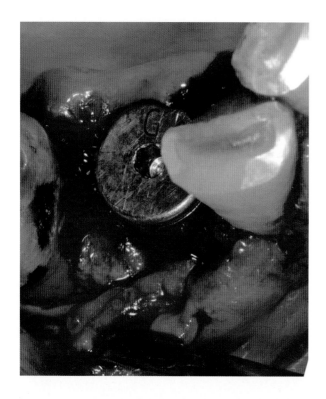

图10.99 结缔组织移植物覆盖根盾和种植体的愈合基台

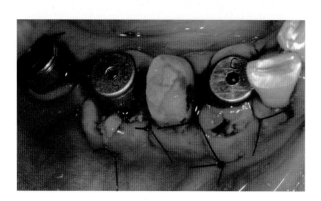

图10.100 颊侧瓣和软组织移植物缝合覆盖种植位点

图10.101 行软组织增量后的愈合位点展现了健康的种植体周围组织

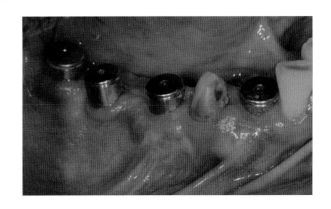

图10.102 愈合后的位点。带有根盾的种植位点43和45，其组织量和轮廓外形比较满意

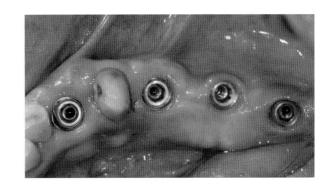

图10.103 全部下颌牙的最终修复体。利用根盾技术保存了43和45的轮廓外形

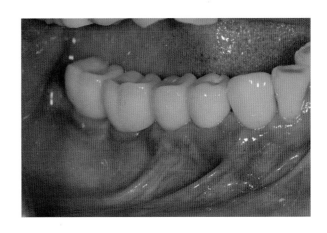

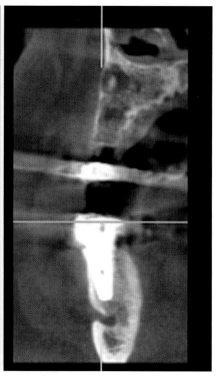

图10.104 43和45的最终CBCT图像，有根盾的区域其颊侧骨轮廓得到很好的维持

10.4.4 感染

PET手术后特有的术后感染原因为：

- 残留的根充材料。
- 根盾松动。
- 种植体与根盾过近[32,40]。
- 根尖未完全去除。
- 种植体和根盾间隙过大。
- 较大的根尖周病变没有挖除。
- 没有充分关闭创口。

预防：确保清除根尖及所有残留的根充材料对治疗的成功来说至关重要。任何根尖周病变必须清除，可以通过彻底的搔刮和充分的冲洗来实现[19]。

处理：如果种植体周围发生感染，必须取出种植体、清创，使其愈合。因为有局部感染，此时不能尝试牙槽窝内植骨。在这类病例中，如果根盾完整牢固且不是感染的原因，可以留在原位以保持唇侧的轮廓。

根盾技术中种植体骨结合失败

PET位点中种植体可能骨结合失败[13]。这类病例中，如果发现根盾和种植体都松动则需要将两者移除，或者只取出种植体而保留完整的根盾（图10.105，图10.106）。

如果根盾没有松动，只是种植体骨结合失败，保留根盾并且择期在该位点植入一颗新的种植体。

种植失败和取出根盾

以下病例展示了在下颌切牙区涉及根盾的位点发生了种植失败。拔除32和42并制备根盾。植入种植体，制作临时修复体。3个月后，42牙位种植体骨结合失败，需要取出。42牙位的根盾也发生松动，于是取出。待其愈合。3个月后，42牙位植入一颗新的种植体并修复（图10.107～图10.122）。

图10.105 42位点的种植体骨结合失败

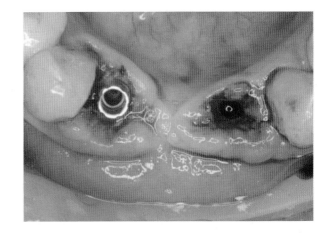

图10.106 取出42牙位的根盾

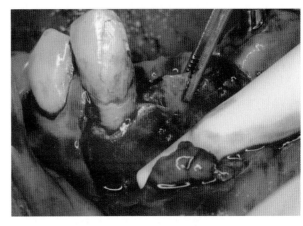

图10.107 术前情况：31和42

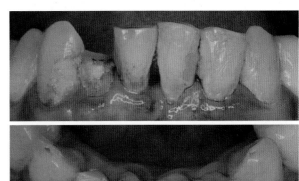

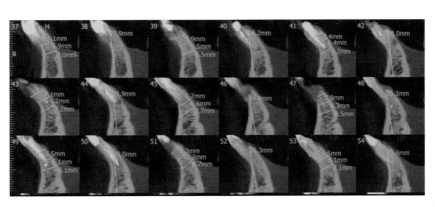

图10.108 用于术前设计的CBCT矢状横截面

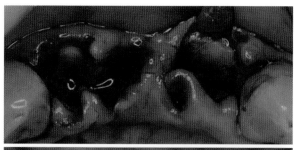

图10.109　制备根盾，植入种植体

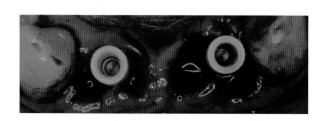

图10.110　32牙位及42牙位植入种植体

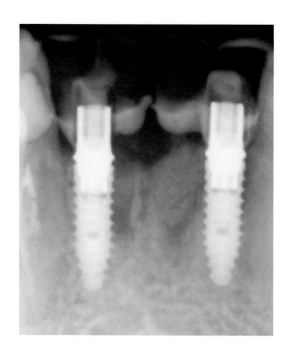

图10.111　根尖片显示种植体和临时修复体

图10.112 在最终修复时发现种植失败

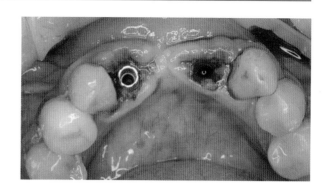

图10.113 与种植失败有关的根盾已松动，术中取出

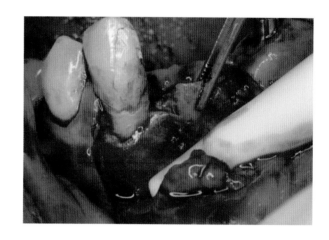

图10.114 拔除的根盾

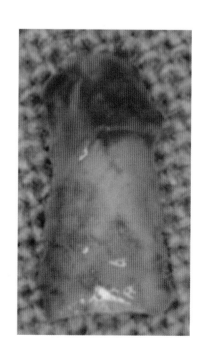

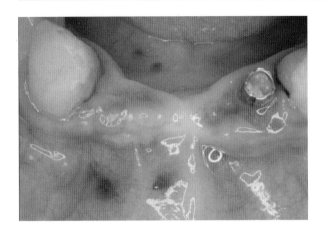

图10.115　待手术位点愈合3个月

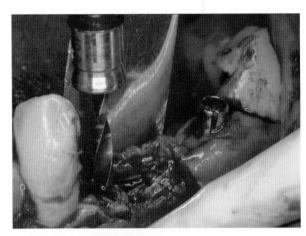

图10.116　常规备洞

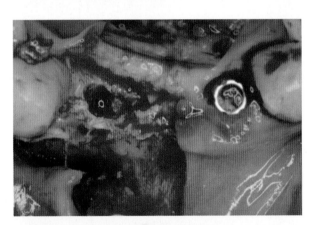

图10.117　位点已预备好，准备种植

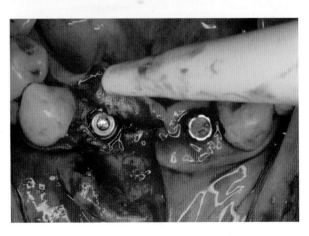

图10.118　42牙位植入新种植体

图10.119 种植体植入后行GBR

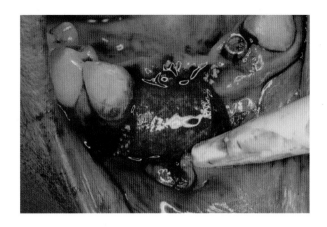

图10.120 因种植体初期稳定性不足，伤口一期关闭，行埋入式愈合

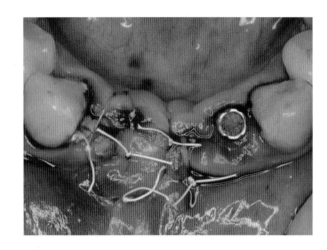

图10.121 4年随访的X线片

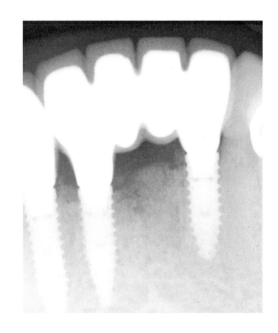

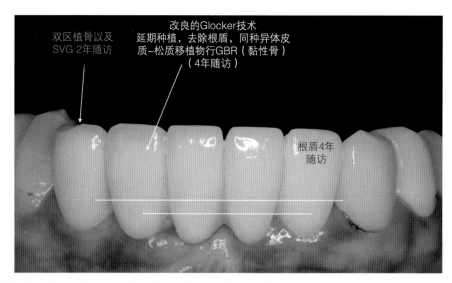

图10.122　在最终修复后的4年随访时，行根盾技术位点和传统种植位点的组织轮廓外形均满意

10.5　总结

通过保留颊侧骨板，根盾技术和桥体盾技术有利于保存种植体周软硬组织。该技术需要临床医师不断由浅至深的学习，因此有时难以避免并发症的发生。通过不断的实践，可以减小并发症发生的概率。同时，由于并发症的处理方法容易掌握且能获得可预期的效果，种植体的失败率仍然很低。处理并发症的治疗方法容易操作且具有可预期性。与任何手术技术一样，错误及其所造成的并发症可以通过充分的术前评估、精准的手术操作、合理设计的临时修复体来预防。

致谢

绘图：Udatta Kher

病例提供：Ali Tunkiwala医生；结缔组织移植：Bhakti Tunkiwala医生

第11章　临床病例展示
Visual Essays of Clinical Cases

Udatta Kher, Ali Tunkiwala

摘要

之前的章节已经讨论了如何应用部分拔牙治疗技术，其外科及修复操作步骤也逐步进行了详细的讲解。本章将通过病例汇报的形式展示更全面的部分拔牙治疗的临床应用，包括单颗牙缺失和多颗牙缺失的病例。本章通过多个病例充分展示部分拔牙治疗理念及工作流程。这些病例包括单颗牙及多颗牙的根盾、桥体盾以及牙根埋入技术。

11.1　导言

前面的章节已经系统性地讨论了部分拔牙治疗的理论、一步步操作的技巧、病例纳入的标准，以及并发症的处理。本章将以病例汇报的形式，介绍部分拔牙治疗如何应用于多变的临床情况中。本章的目的是通过真实病例将该技术的诊断、治疗方案的制订、外科步骤及修复体制作完整地呈现给大家。

11.2　病例1　单颗上颌中切牙根盾技术联合即刻种植

外科医生：Udatta Kher

修复医生：Hetal Kothari

技术室：Dentech Lab，孟买

患者，女性，45岁。21牙冠修复后松动，根管钙化伴根尖阴影。采用根盾技术，拔牙后即刻种植，即刻修复。3个月后，制作螺丝固位的二硅酸锂上部修复体（图11.1～图11.19）。

病例难点：

（1）患者年纪轻，对美学要求高。

（2）中位笑线，微笑时会暴露龈乳头。

（3）薄龈至中厚龈生物型。

U. Kher
Only Smiles Dental Centre, Mumbai, India

A. Tunkiwala (✉)
Smiles by Design, Mumbai, India

© Springer Nature Switzerland AG 2020
U. Kher, A. Tunkiwala (eds.), *Partial Extraction Therapy in Implant Dentistry*,
https://doi.org/10.1007/978-3-030-33610-3_11

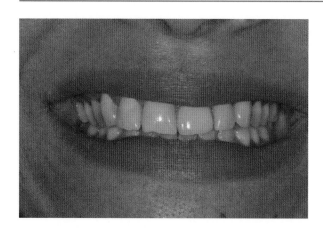

图11.1　术前微笑照

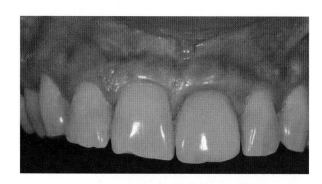

图11.2　术前可见21原有的金属烤瓷冠

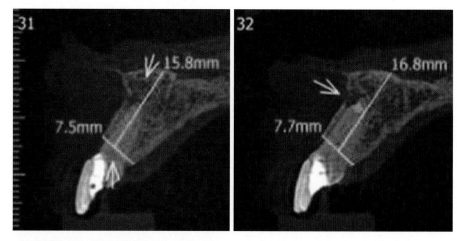

图11.3　CBCT显示21根管钙化，根尖区感染

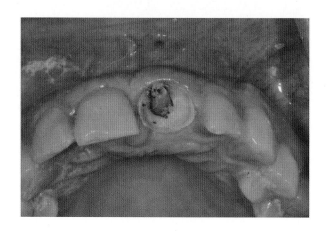

图11.4　21变色

图11.5 近远中向分开21

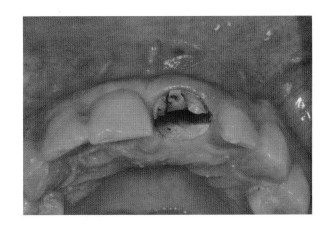

图11.6 制备颊侧根盾时注意保护牙龈

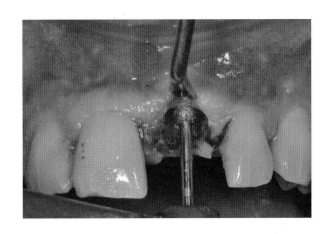

图11.7 拔除腭侧牙根片

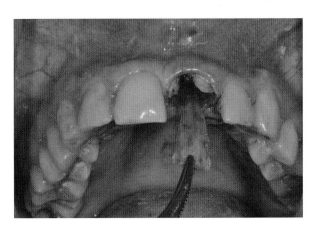

图11.8 制备好的颊侧根盾

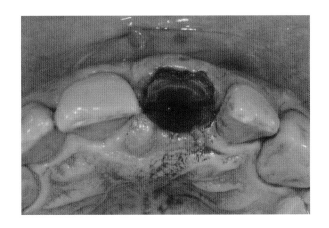

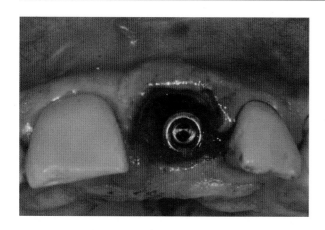

图11.9 以修复为导向在合适的三维位置植入种植体

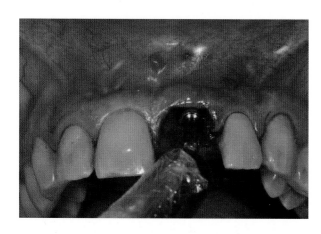

图11.10 采用ISQ测量设备检测种植体稳定性

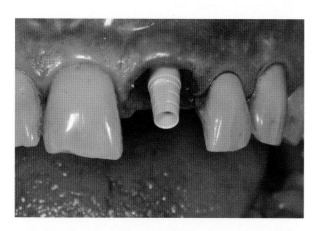

图11.11 戴入PEEK临时基台

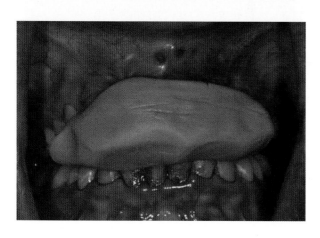

图11.12 利用硅橡胶导板在椅旁制作临时修复体

图11.13 利用自凝树脂制作的临时冠雏形（Protemp 4，3M公司，美国）

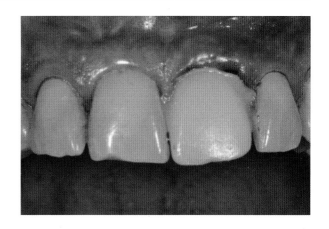

图11.14 修整后的螺丝固位临时冠

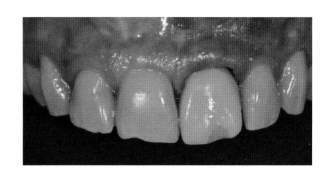

图11.15 术后根尖片

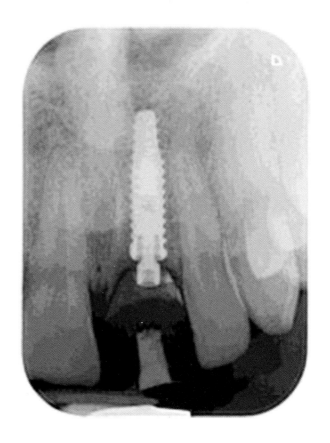

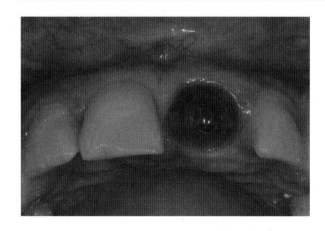

图11.16　3个月后取下临时修复体口内观

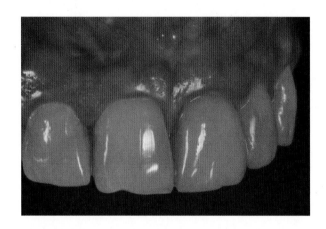

图11.17　在氧化锆基台上制作二硅酸锂全瓷冠

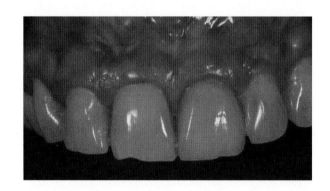

图11.18　修复后口内检查显示修复体周有良好的软组织轮廓

图11.19 修复后X线片

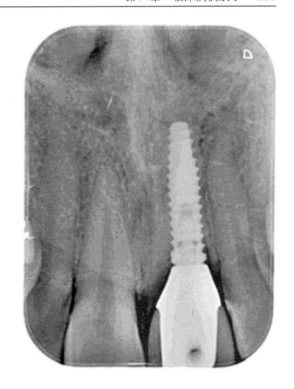

11.3 病例2 单颗下颌切牙根盾技术联合即刻种植

外科医生：Udatta Kher

修复医生：Udatta Kher

技术室：Katara齿科技术室，浦那

患者，45岁。下颌左侧中切牙折断。11年前，该患牙接受过根管治疗并行桩核冠修复。由于缺乏颊侧牙本质肩领，无法保留该患牙。

病例难点：

（1）由于下颌中切牙体积小，采用根盾技术时操作难度高。

（2）种植体植入时容错空间非常小。

采用根盾技术植入种植体并完成椅旁临时修复体的制作。3个月后，戴入螺丝固位的二硅酸锂修复体（图11.20~图11.30）。

图11.20 32牙折断

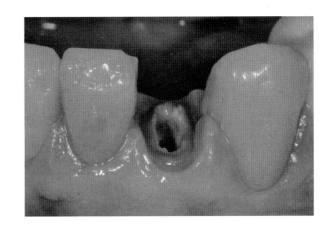

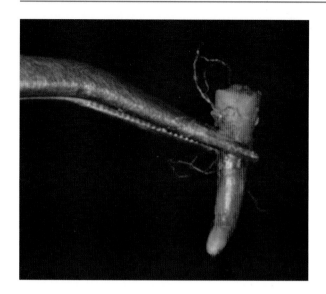

图11.21　拔除32腭侧及根尖部分牙体组织

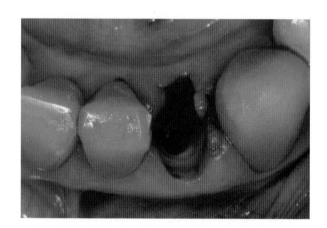

图11.22　修整唇侧根盾外形

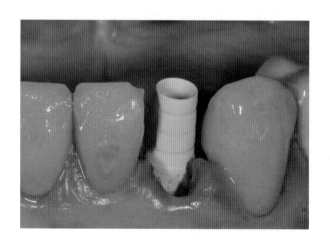

图11.23　临时PEEK基台

图11.24 螺丝固位临时修复体

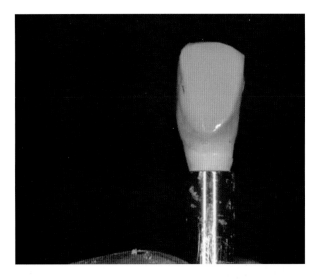

图11.25 螺丝固位临时修复体口内唇侧面观

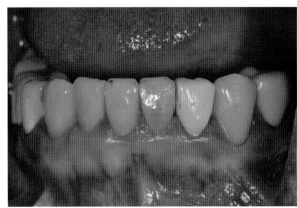

图11.26 螺丝固位临时修复体X线片

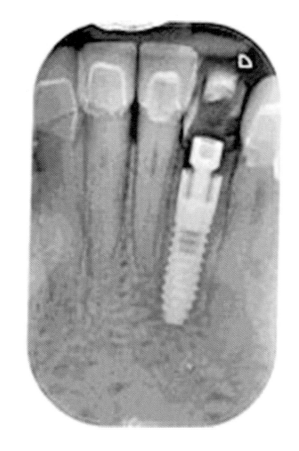

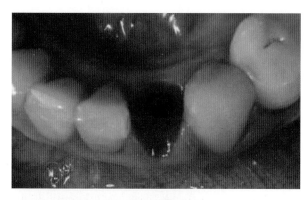

图11.27   3个月后取下临时冠

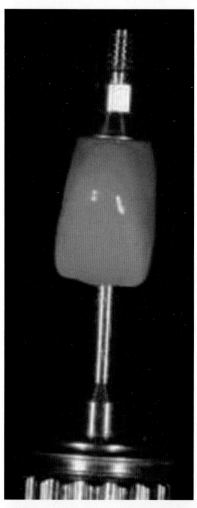

图11.28   最终氧化锆基底二硅酸锂饰面瓷的螺丝固位修复体

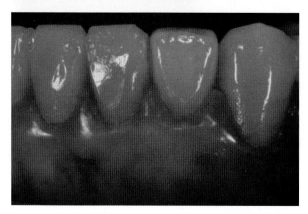

图11.29   最终修复体。注意种植体周围组织健康状况良好

图11.30 最终修复后的根尖片

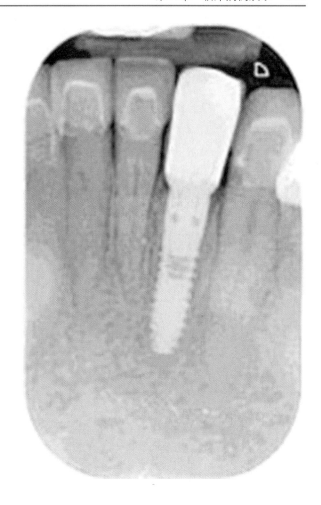

11.4 病例3 单颗牙种植治疗，治疗中并发症及其处理

外科医生：Ali Tunkiwala

修复医生：Ali Tunkiwala

技术室：Adaro Lab，孟买

患者，50岁。外伤导致11牙折。牙齿水平方向折断，这种方向的折断有利于施行根盾技术。牙齿周围有轻微的软组织水肿，但是没有活动性感染。

制备根盾，即刻植入种植体。ISQ值为55，因此未采取即刻修复的方案。采用Mineross骨替代材料进行骨增量。制作马里兰桥作为临时修复体。4个月后，制作螺丝固位的临时修复体。2周后，取下临时修复体，发现内部的根盾暴露。修整暴露的根盾和临时冠外形，为软组织的向内生长提供空间。最终制取数字化印模，为患者制作了染色的氧化锆个性化基台，以及二硅酸锂全瓷冠（图11.31～图11.65）。

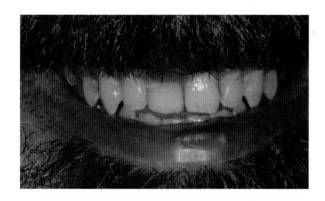

图11.31 术前微笑照可见折断的11

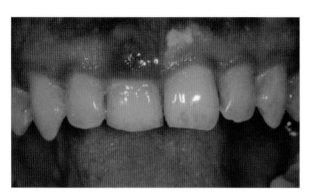

图11.32 折断牙齿的术前特写照片

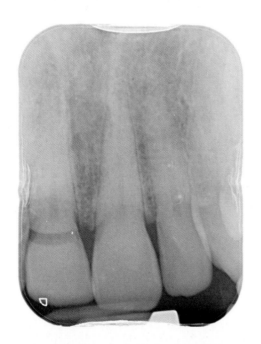

图11.33 11水平折断

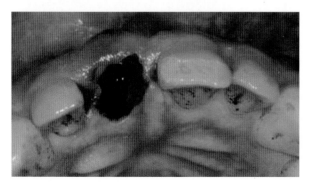

图11.34 制备根盾

图11.35 折断的牙冠、拔除的腭侧牙片及根尖

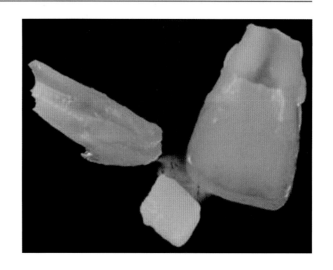

图11.36 X线片可见制备的根盾，根尖已经去除

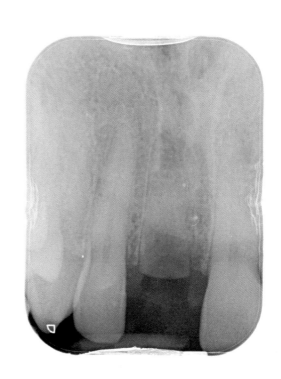

图11.37 植入种植体，在种植体和颊侧根盾之间保留了较大的跳跃间隙

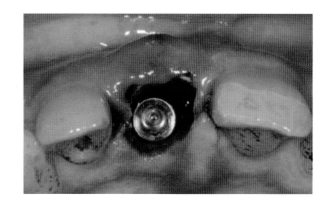

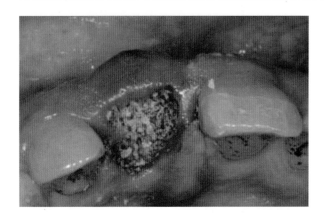

图11.38　间隙内充填骨替代材料

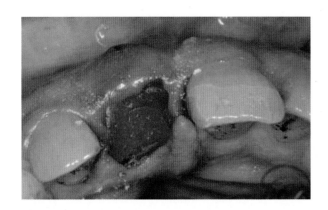

图11.39　创口塞入胶原膜保护骨替代材料

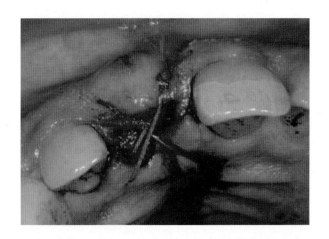

图11.40　拉拢缝合

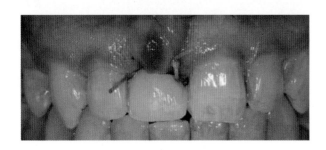

图11.41　48小时后戴入马里兰桥。由于患者唇线较低，即使临时修复体较短也不会影响美观

图11.42 4个月后创口的愈合情况。观察到组织轮廓保留良好

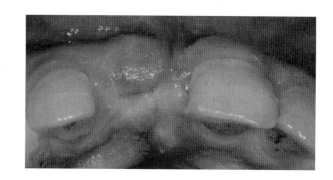

图11.43 戴入临时基台，制作螺丝固位的临时冠

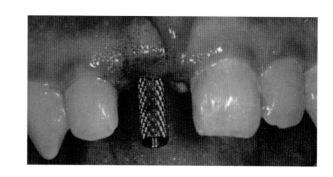

图11.44 在口内将树脂牙片黏附在临时基台上

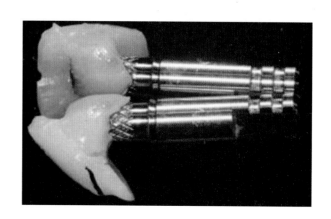

图11.45 个性化临时修复体如同支架一般支撑牙龈轮廓

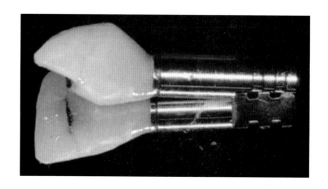

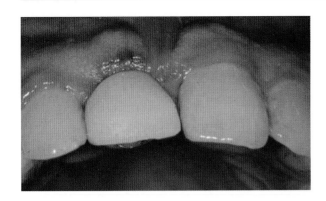

图11.46 临时修复体就位

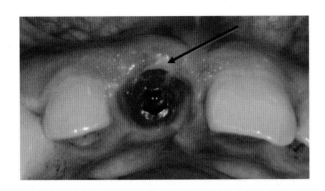

图11.47 2周后取下临时修复体，发现颊侧根盾有部分暴露

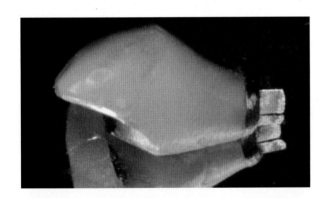

图11.48 将临时冠颊侧凸形修整为"S"形凹面，为软组织的生长保留空间

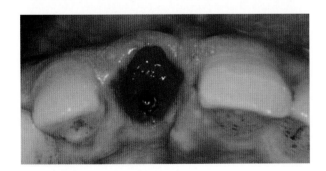

图11.49 修整内部暴露的根盾

图11.50 6周后内部暴露的根盾创口完全愈合

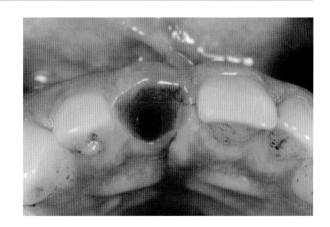

图11.51 使用口内扫描杆制取数字化印模

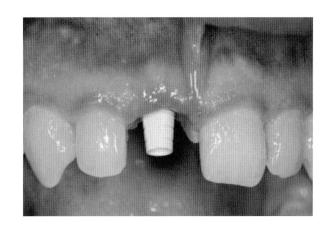

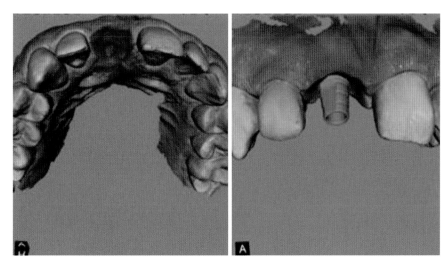

图11.52 将数字化牙龈形态及种植体位置发送至技术室

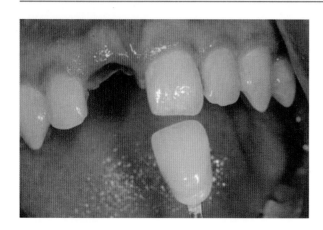

图11.53　发送比色照片至技术室。单颗牙缺失时由于需要与邻牙匹配，因此难度更高

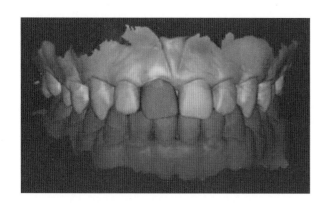

图11.54　设计个性化基台及牙冠

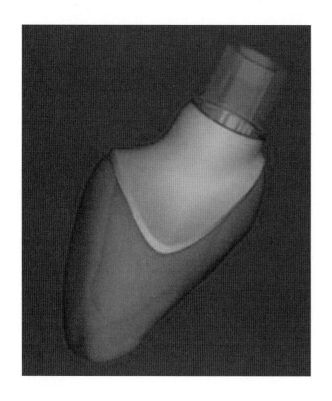

图11.55　最终修复体复制了临时修复体的穿龈轮廓

图11.56 个性化染色的氧化锆基台精确复制了修复体龈缘上方及下方的形态

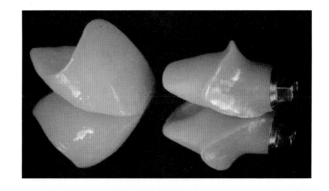

图11.57 以适当扭矩旋紧氧化锆基台

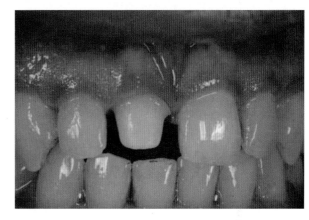

图11.58 基台及冠的龈方观

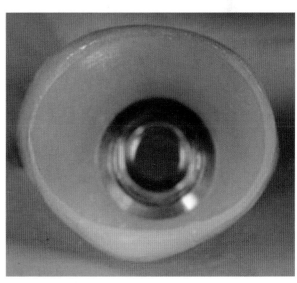

图11.59 术后微笑照

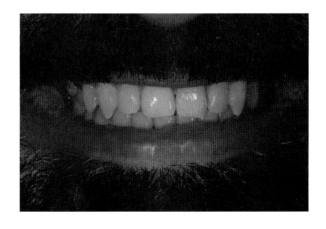

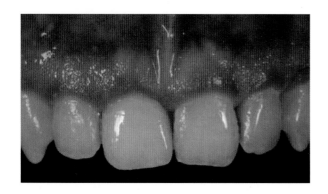

图11.60　正面观

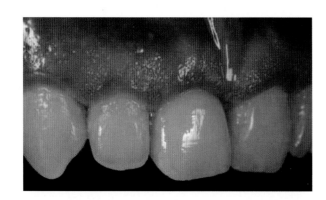

图11.61　右侧面特写照片可见软组织形态及健康状态都非常好

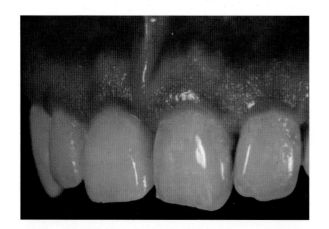

图11.62　左侧面特写照片显示11获得了可以接受的穿龈轮廓

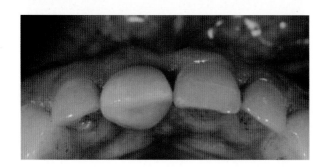

图11.63　咬合面观，与邻牙唇侧轮廓一致

图11.64 X线片显示骨嵴顶高度保持得非常好

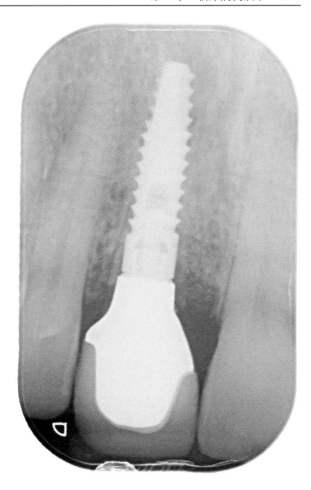

图11.65 术后CBCT可见根盾、种植体及完整的颊侧骨板

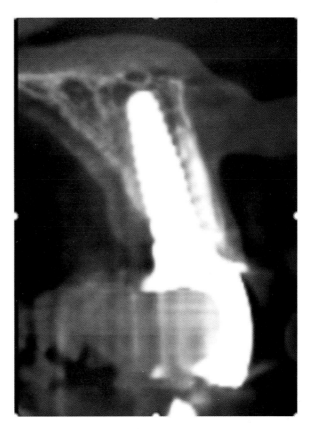

11.5　病例4　上颌单颗尖牙根盾技术联合即刻种植

外科医生：Udatta Kher

修复医生：Praveen Advani

技术室：Dentech Lab

患者，男性，32岁。33牙折，牙齿腭侧部分折裂于龈下，但高于牙槽嵴顶。

病例难点：

（1）牙根轴向异常，向远中倾斜。

（2）牙根轴向不能为种植体提供理想的植入位置。

（3）尖牙过长的牙根。

由于牙齿无法保留，计划采用根盾技术。病例的难点在于如何截断较长的尖牙牙根，以及为种植体提供的植入通道角度不佳。在种植窝预备时，为保证种植体能够位于理想的三维位置，不得不改变种植体的植入角度。由于患者的咬合不佳，不适合制作临时修复体。术后置入愈合基台，于3个月后为患者制作烤瓷熔附金属全冠（图11.66~图11.77）。

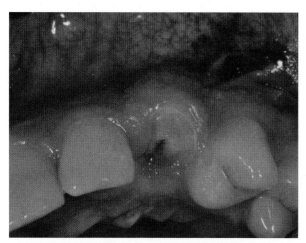

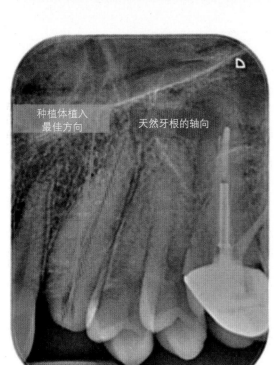

图11.66　23折断

图11.67　影像学检查显示折断的尖牙

图11.68 部分拔除尖牙的过长牙根

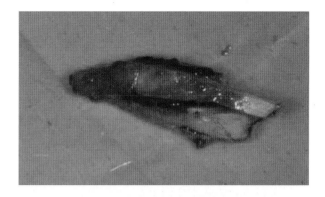

图11.69 靠拔牙窝的腭侧骨壁植入种植体

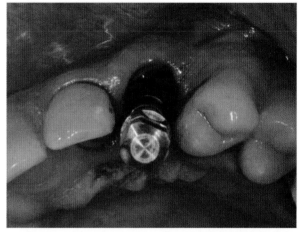

图11.70 以修复为导向将种植体植入到理想的三维位置

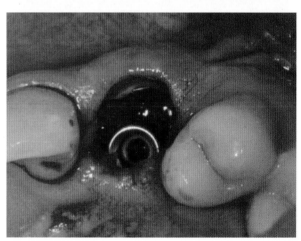

图11.71 采用胶原海绵覆盖拔牙窝，使创口二期愈合

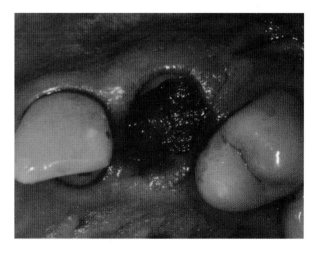

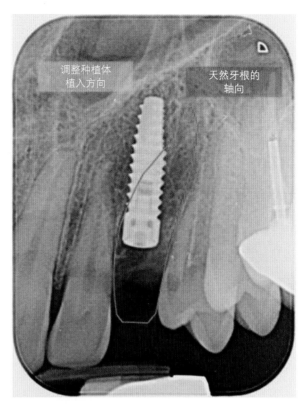

调整种植体植入方向

天然牙根的轴向

图11.72 牙根的原始方向及调整后的种植体位置

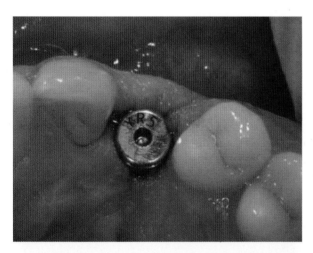

图11.73 戴入愈合基台后3个月

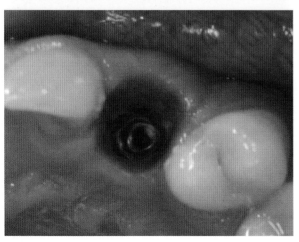

图11.74 取下愈合基台，可见种植体及其周围健康的软组织

图11.75 理想的软组织轮廓

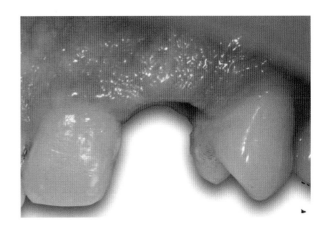

图11.76 制作螺丝固位的烤瓷熔附金属全冠

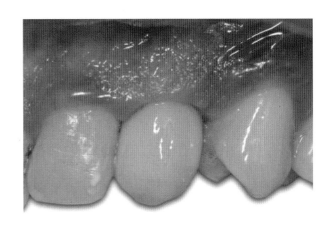

图11.77 修复后影像学显示种植体及其周围理想的牙槽嵴高度

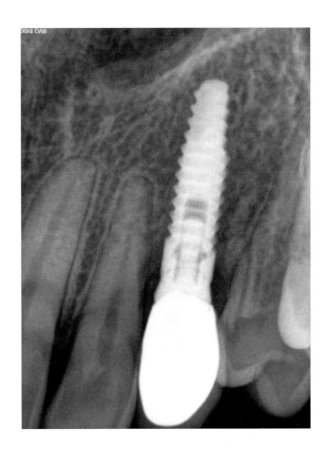

11.6　病例5　单颗上颌切牙根盾种植术联合美学区颊侧瓣去除根尖感染

外科医生：Udatta Kher

修复医生：Udatta Kher

技术室：Katara齿科技术室，浦那

　　患者，女性，38岁。21牙折。11和21为旧的二硅酸锂修复体。11由于陈旧性的根管治疗，牙体已经变色。口内能够通过透明的二硅酸锂修复体看到变色的牙体组织。

病例难点：

（1）患牙位于美学区，邻牙曾经行冠修复。

（2）需要制作一个与对侧同名牙尽量一致的临时修复体。

　　因为牙齿破坏严重无法保留，采取根盾技术在理想的三维位置植入种植体。修改患者现有的牙冠，用以在椅旁制作临时修复体。最终修复体为螺丝固位的二硅酸锂冠（图11.78～图11.97）。

图11.78　术前微笑照

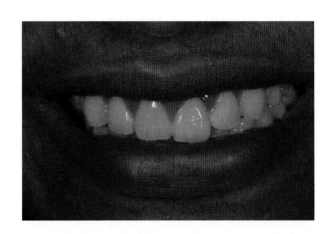

图11.79　术前口内照片可见11和21冠修复体。21在釉牙骨质界处折断，牙冠部分松动

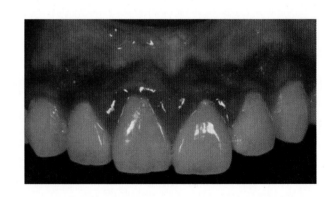

图**11.80** CBCT显示21冠折，根尖病变

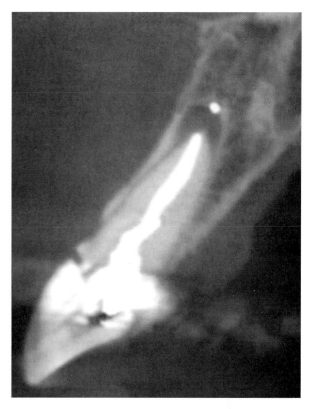

图**11.81** 去除牙冠松动部分后的咬合面观。余留牙体组织广泛龋损

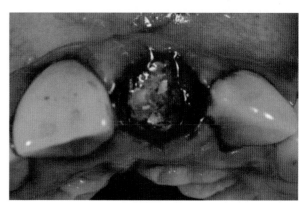

图**11.82** 部分拔除的牙根。注意断面沿着根管方向并到达了根尖

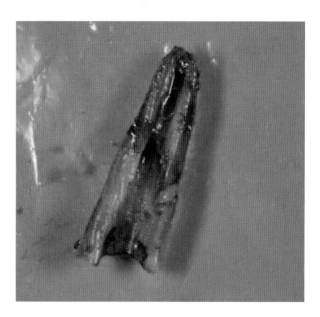

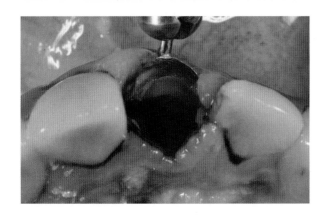

图11.83 制备根盾。注意使用推龈器保护软组织

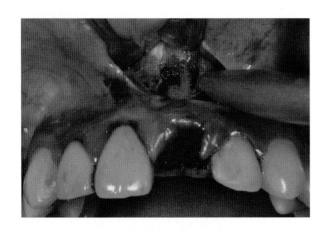

图11.84 颊侧根尖区翻瓣直达根尖病变区

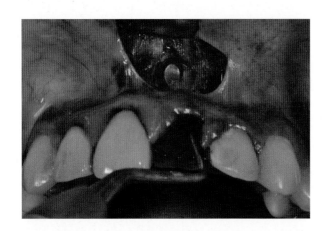

图11.85 根尖区颊侧骨开窗。彻底刮治清除根尖病灶

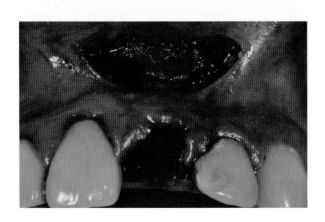

图11.86 采用骨替代材料填充根尖缺损区，上方覆盖胶原膜

图11.87 使用PEEK临时基台，利用患者原本牙冠作为饰面模板制作螺丝固位的临时修复体

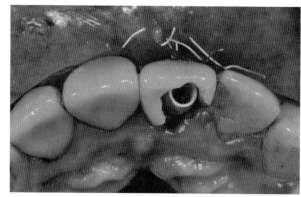

图11.88 在口内使用流体树脂将临时基台与修复体相连接

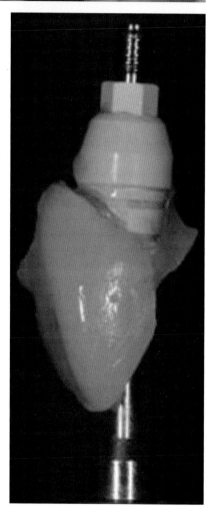

图11.89 抛光并完成修复体的制作

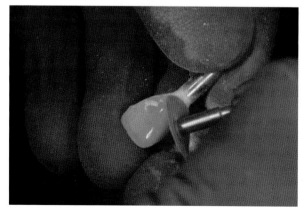

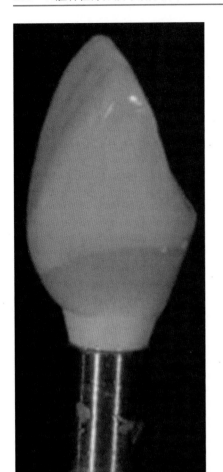

图11.90　螺丝固位的修复体

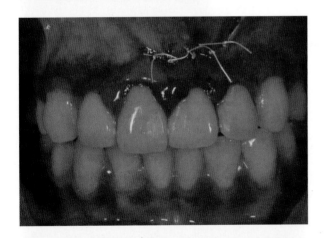

图11.91　将临时冠就位于种植体上。缝合关闭根尖区创口，封闭骨缺损区以及骨移植材料

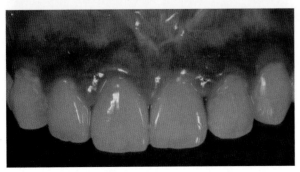

图11.92　3个月后的口内情况。注意临时修复体周围软组织轮廓非常好

图11.93 去除临时修复体后的种植体周围软组织轮廓。注意完成骨结合的种植体周围健康的牙龈袖口

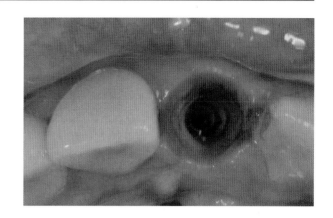

图11.94 螺丝固位的氧化锆基台，表面为二硅酸锂饰面瓷

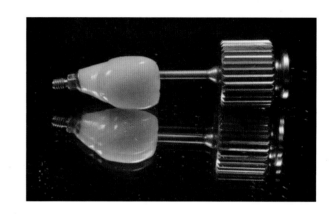

图11.95 术后口内照片显示了最终修复体周围健康的软组织

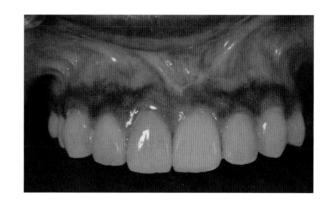

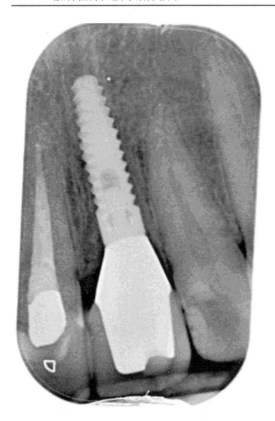

图11.96　修复后X线片显示维持了良好的邻面牙槽骨高度

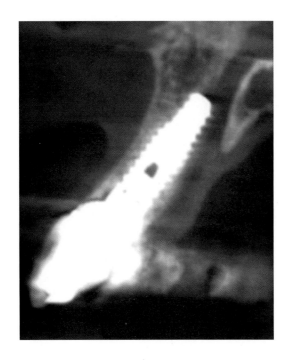

图11.97　修复后CBCT显示根尖区感染已经彻底痊愈。可见根盾以及维持良好的唇侧骨板

11.7 美学区连续缺失牙种植的根盾技术

11.7.1 病例6 两相邻切牙PET及整体微笑改善治疗

外科医生：Ali Tunkiwala

修复医生：Ali Tunkiwala

技术室：Danesh Vazifdar，Adaro Lab，孟买

患者，女性，50岁。右上中切牙和右上侧切牙需要拔除。右上中切牙采用根盾技术，右上侧切采用牙根埋入技术。该病例最大的难点在于使种植修复体与邻牙其余修复体协调一致，以获得最终良好的综合治疗效果。为患者制作贴面和全冠，进行包括双侧第二前磨牙在内的微笑设计，以获得最佳的笑容（图11.98~图11.134）。

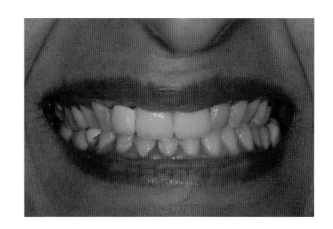

图11.98 术前微笑照表明患者需要制订综合的治疗计划

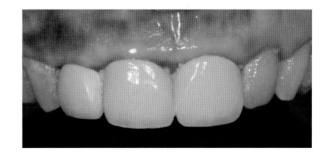

图11.99 上颌前牙联冠，牙冠形态不佳，颈缘不密合

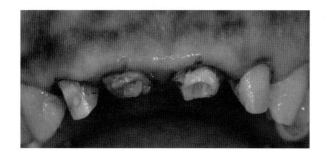

图11.100　去除原有修复体后下方的牙齿情况。11、21拟进行根盾技术种植修复，12拟行牙根埋入技术

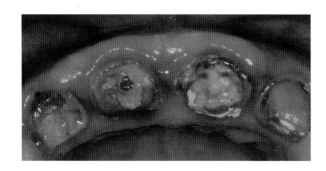

图11.101　缺损牙体的咬合面观。注意丰满的唇侧骨板轮廓

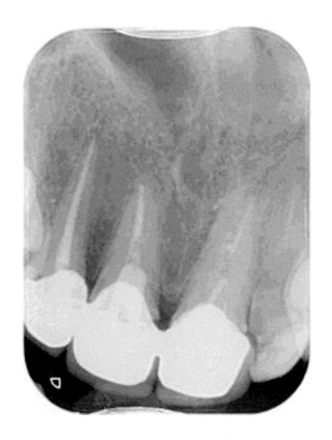

图11.102　术前根尖片

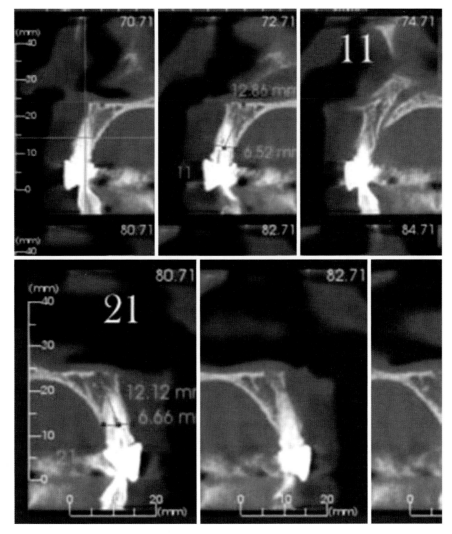

图11.103　术前上颌前牙CBCT。模拟种植牙植入位置，可见腭侧有充足的骨板使种植体能够植入到理想的三维位置

图11.104　利用诊断蜡型描绘微笑设计

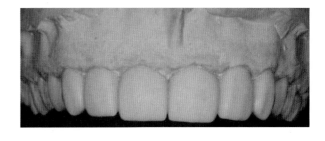

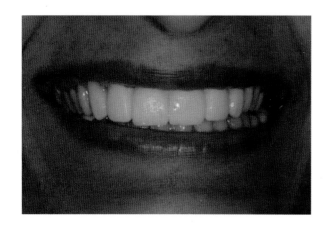

图11.105　使用临时义齿修复材料制作诊断性饰面（Mock-up），在口内检查微笑时的美观情况

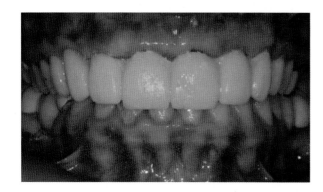

图11.106　第一次诊断性饰面口内观

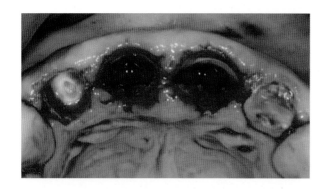

图11.107　制备根盾

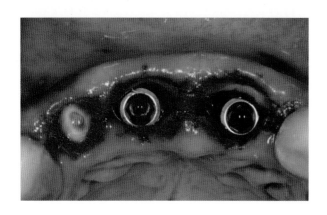

图11.108　依据前面讲解的原则在牙槽窝内植入种植体

图11.109 12进行牙根埋入，有利于保持该区域的骨组织轮廓

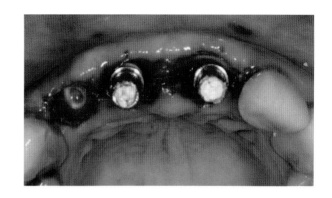

图11.110 将临时钛基台连接于种植体上

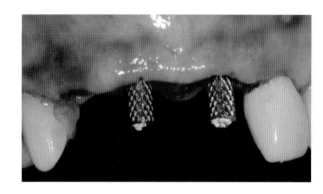

图11.111 使用Bis-GMA树脂和硅橡胶导板制作螺丝固位的临时修复体

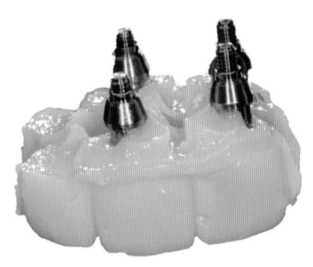

图11.112 抛光完成的临时修复体可以立即恢复患者的美观，也可以作为支撑软组织成形的支架

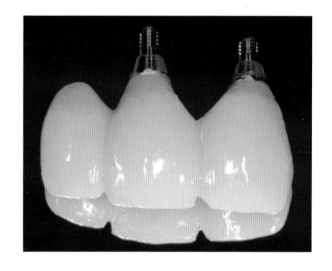

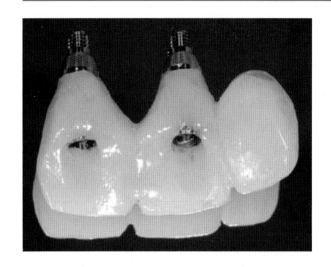

图11.113 临时义齿的腭侧面观。注意在埋入牙根的冠方12桥体的设计

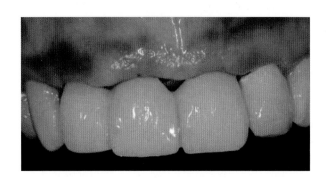

图11.114 即刻的螺丝固位临时修复体，在正中及非正中咬合时均无咬合接触

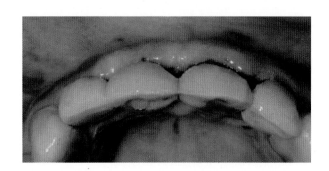

图11.115 完成的修复体保存了唇侧完整的轮廓

图11.116 种植体植入后，以及修复体戴入后的根尖片

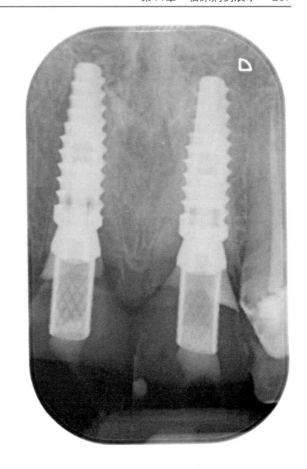

图11.117 种植体植入后4个月

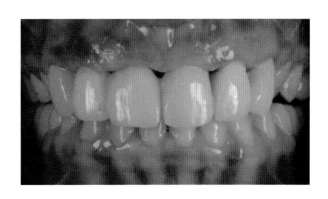

图11.118 数字化印模采集种植位点的牙龈轮廓

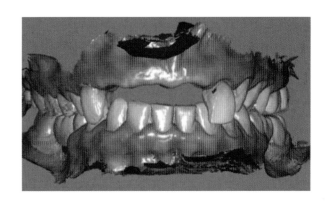

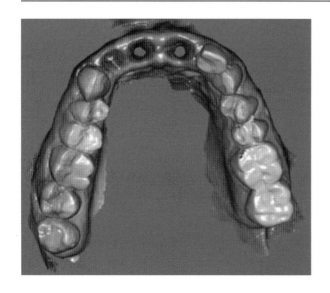

图11.119   完整记录所有的结构特征至关重要

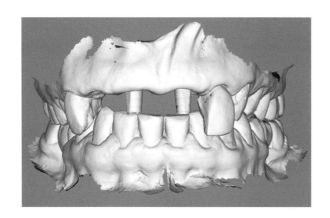

图11.120   向技术室发送带有扫描杆信息的.stl格式文件

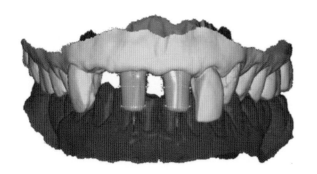

图11.121   设计11和21氧化锆个性化基台

图11.122 氧化锆基台的最终设计,上方制作粘接固位二硅酸锂全冠

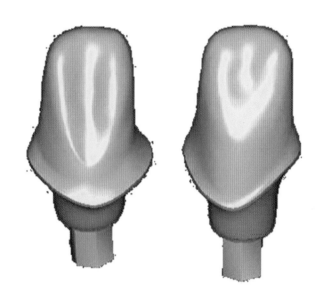

图11.123 牙本质色的氧化锆个性化基台为二硅酸锂全冠提供了美观的基底背景

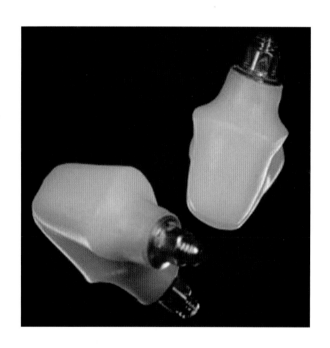

图11.124 为保证足够强度,基台横截面至少要有0.75mm厚度

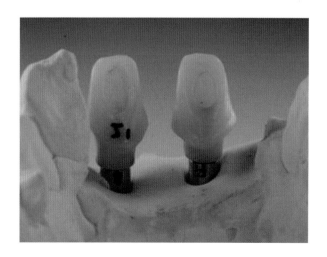

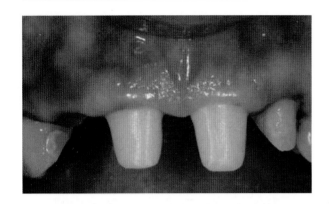

图11.125　修复体与基台边缘位于唇侧、邻面以及舌侧面龈下深度应<0.5mm，以利于粘接剂的清洁

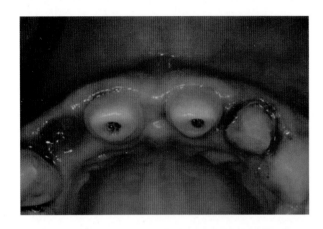

图11.126　采用扭矩扳手紧固基台。种植位点从始至终都保持了良好的组织轮廓。由于12牙位有牙根埋植于骨内，因此轮廓也保持良好

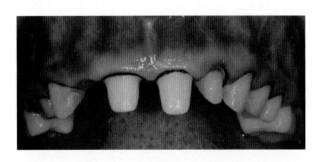

图11.127　对微笑时能够暴露出来的牙齿进行了牙体预备，准备制作美学修复体。基台周排龈以便扫描时能够获取完整的基台边缘

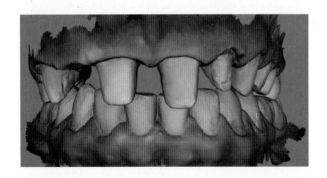

图11.128　制取所有上颌前牙的数字化印模，以制取最终的美学修复体

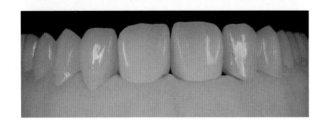

图11.129　最终上饰面瓷的二硅酸锂陶瓷修复体

图11.130 术后微笑照

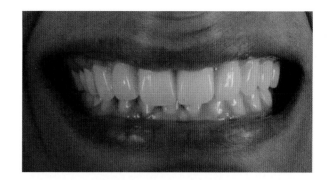

图11.131 前牙最终修复体

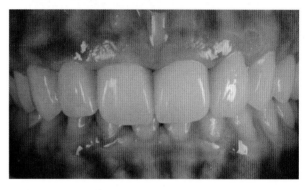

图11.132 11、21、12保持了良好的组织外形轮廓和质地

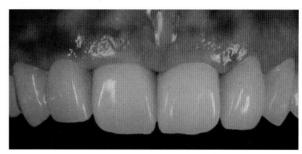

图11.133 治疗后的X线片显示，位于连续部分拔牙治疗位点之间的骨组织得以保存

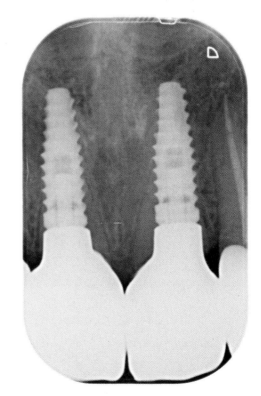

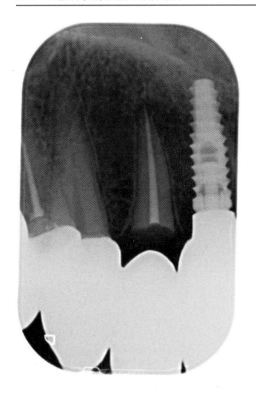

图11.134 修复后X线片可见埋入的12牙根

11.7.2 病例7 连续下颌切牙缺失种植治疗

外科医生：Ali Tunkiwala

修复医生：Ali Tunkiwala

技术室：Danesh Vazifdar，Adaro Lab，孟买

下颌前牙区连续缺失种植治疗的难点是缺牙区近远中间隙过小。可以选择窄的、平台直径3mm的种植体，保证种植体间距离>1.5mm。这种情况下想让龈乳头充满邻间隙是很困难的。由于此处微笑时不可见，因此在美学和生物机械性能之间，我们对美学的要求可以有所妥协（图11.135~图11.148）。

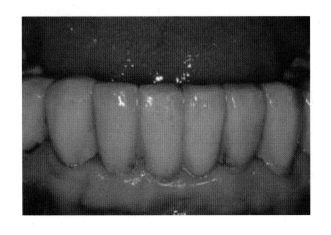

图11.135 术前设计31和41临时牙冠

图11.136 31和41缺损严重，舌侧无牙本质肩领，无法保留

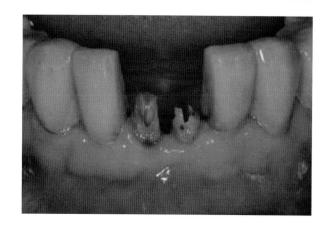

图11.137 术前根尖片

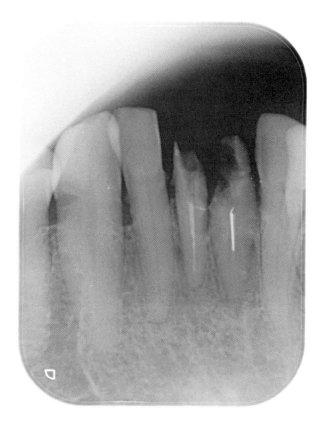

图11.138 去除龋坏后制备根盾

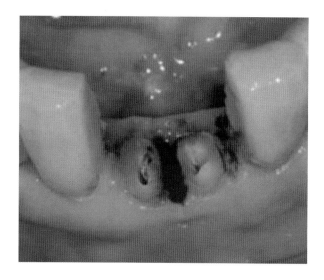

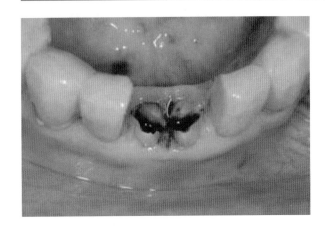

图11.139　水平向分割，将牙根颊舌侧分离

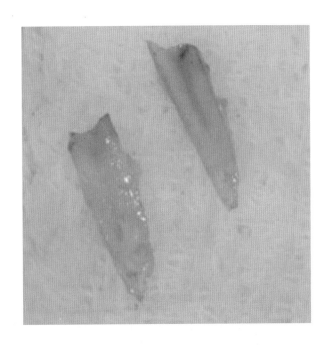

图11.140　从根尖开始分离舌侧部分

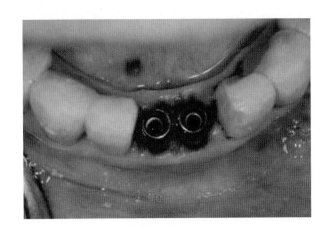

图11.141　植入直径3.0mm、长度12mm的种植体。保持种植体之间，以及与天然牙之间的最小距离，并不接触根盾

图11.142 ISQ值测量超过70

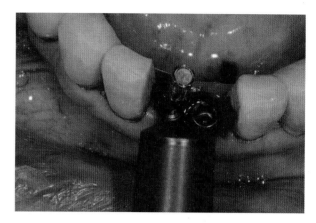

图11.143 种植体植入后的X线片

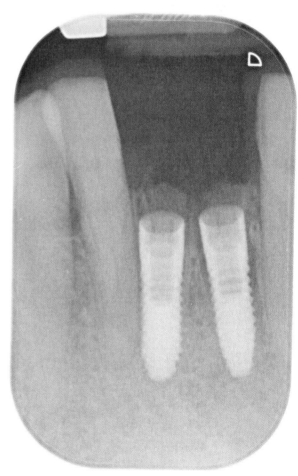

图11.144 3个月后放置最终的基台，对其余下颌前牙进行牙体预备，准备进行最终修复

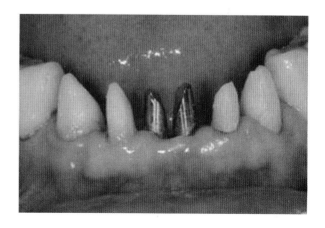

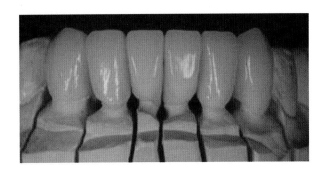

图11.145　上饰面瓷的二硅酸锂陶瓷牙冠

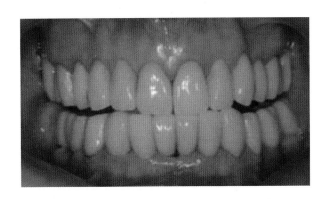

图11.146　最终修复后的口内观

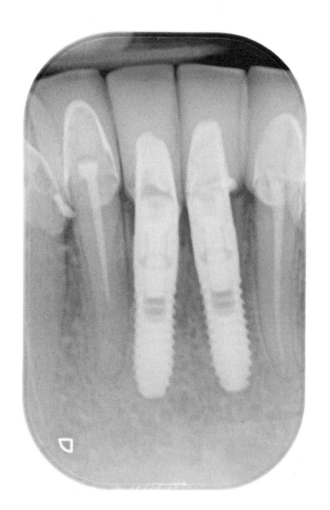

图11.147　修复后X线片

图11.148 2年随访的口内照片

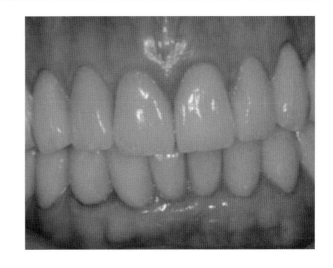

11.7.3　病例8　上颌前牙连续缺失种植治疗

外科医生：Udatta Kher

修复医生：Ali Tunkiwala

技术室：Danesh Vazifdar，Adaro Lab，孟买

　　患者，女性，25岁，抱怨前牙修复体非常不美观。去除修复体后，下方的12和11余留牙体组织强度很差。21和22可以保留。为右侧切牙制

备根盾。种植体植入预定位置，并获得良好的初期稳定性。用预先制作的Bio-HPP基台制作粘接固位的临时修复体。注意避免粘接剂过多导致的残留。本病例将最终基台一次性连接就位于种植体上。4个月后，去除临时冠，使用加成硅橡胶制取印模；为切牙制作4个二硅酸锂单冠（图11.149~图11.170）。

图11.149 切牙不良修复体的术前微笑照

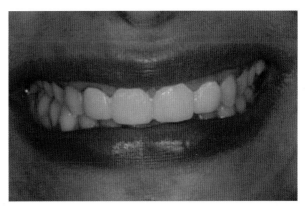

图11.150 全牙列口内照片

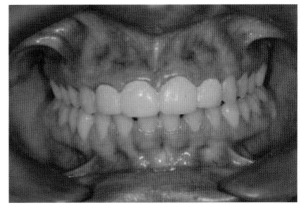

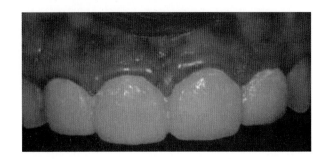

图11.151 中切牙现有修复体的唇侧特写照片

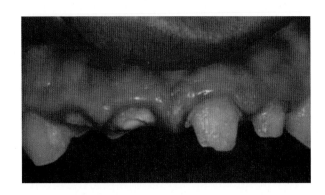

图11.152 12和11余留牙体组织少,拟行部分拔牙治疗。保留了21和22,拟采用单冠修复

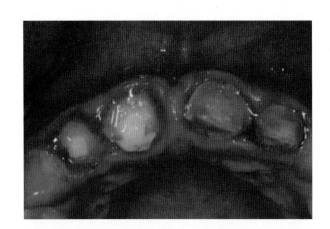

图11.153 咬合面观可见最初的组织轮廓良好

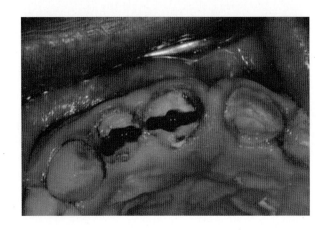

图11.154 开始制备根盾

图11.155 修整根盾与骨面平齐，注意保护软组织

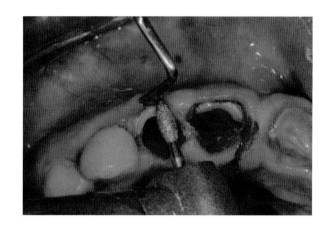

图11.156 12和11预备完成的根盾

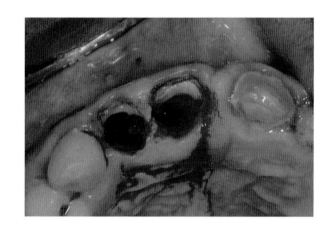

图11.157 影像学检查确认去除了所有的根充材料

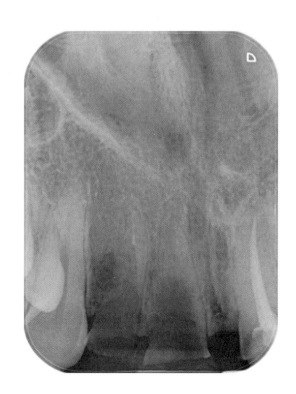

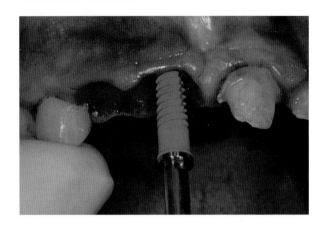

图11.158 11位点植入种植体

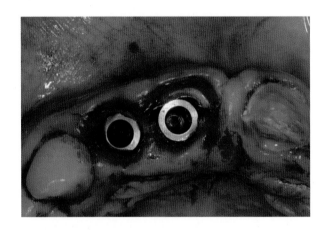

图11.159 咬合面观显示种植体位于根盾腭侧

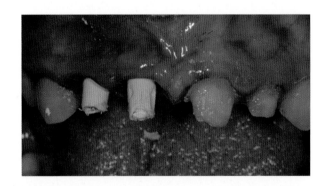

图11.160 最终的Bio-HPP基台固定在种植体上，制作粘接固位临时修复体

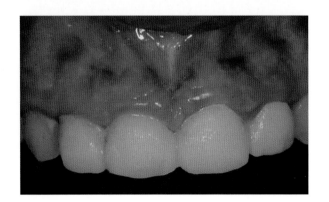

图11.161 戴入粘接固位临时修复体

图11.162 种植体植入后的X线片

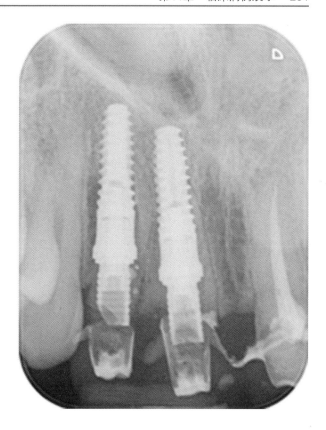

图11.163 4个月后取下临时修复体,为上颌切牙制取印模

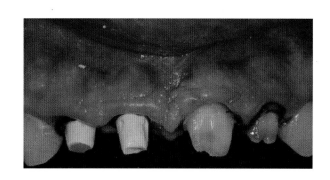

图11.164 拟制作二硅酸锂修复体的最终印模

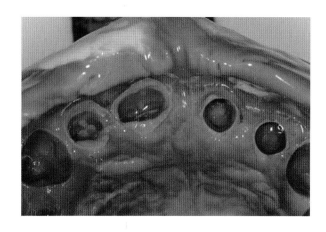

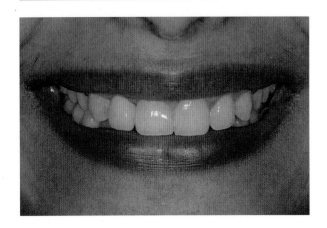

图11.165 术后微笑照

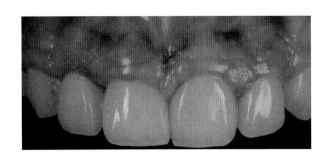

图11.166 术后特写照片显示良好的组织轮廓

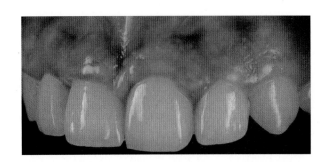

图11.167 术后11和12照片显示，采用PET后牙冠穿龈轮廓良好

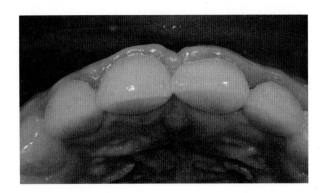

图11.168 术后咬合面照片显示，采用PET维持了良好的组织轮廓

图11.169 修复后X线片

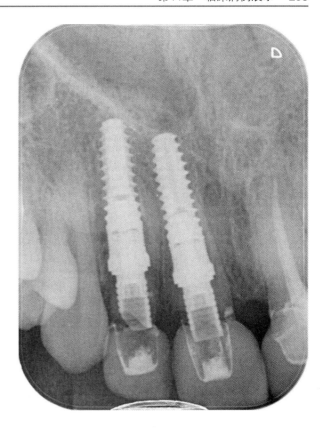

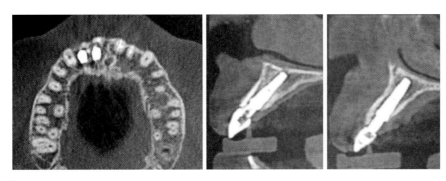

图11.170 修复后CBCT

11.7.4 病例9 上颌前牙区多颗牙齿PET同期种植及微笑设计

外科医生：Ali Tunkiwala
修复医生：Ali Tunkiwala
技术室：Danesh Vazifdar，Adaro Lab，孟买

患者，女性，35岁。抱怨前牙修复体不美观。修复体下方的牙齿状况不佳。12和22采用根盾技术。在11牙槽窝愈合区域行种植术。重新修复保留的21天然牙。为获得更加协调的美学效果，双侧尖牙及第一前磨牙制作了贴面及冠修复体（图11.171～图11.194）。

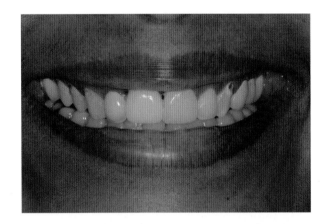

图11.171 术前微笑照显示上颌前牙区修复体美观欠佳，左侧尖牙龋坏

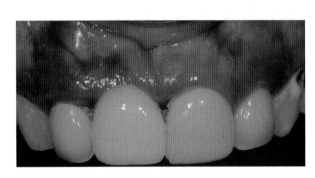

图11.172 牙齿比例不协调，牙周健康受损

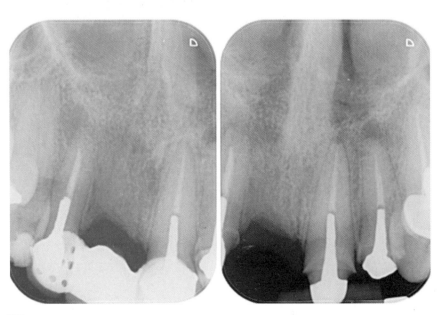

图11.173 术前X线片

图11.174　拆除不良修复体后下方牙齿的情况。21有足够的牙本质肩领。在最终设计方案中保留了该牙齿

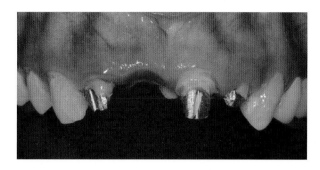

图11.175　12和22缺乏健康的牙体组织，无法保留。因此采取部分拔牙治疗

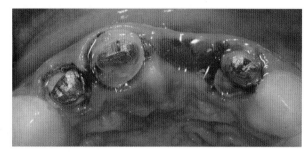

图11.176　侧切牙制备根盾后植入种植体。11为延期种植

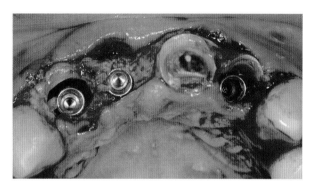

图11.177　根盾制备后拍摄X线片确认所有根充材料已去除

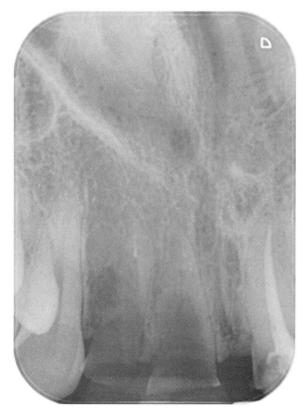

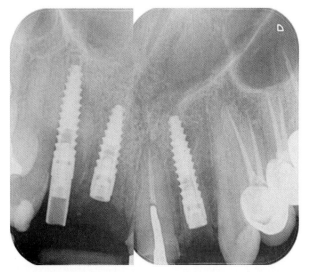

图11.178　种植体植入后的X线片

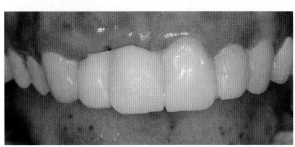

图11.179　使用临时基台制作固定的临时修复体

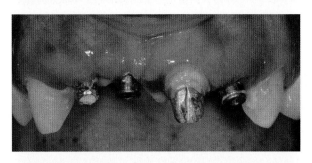

图11.180　4个月后11进行二期手术，采取软组织腭侧内卷技术进行轮廓扩增

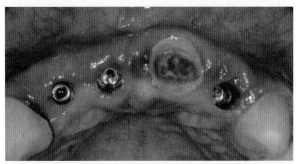

图11.181　二期手术后的愈合情况

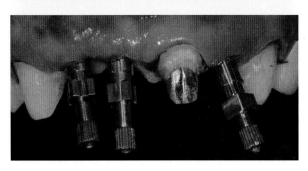

图11.182　制取开窗印模转移种植体位置

图11.183 在印模柱上连接种植体替代体

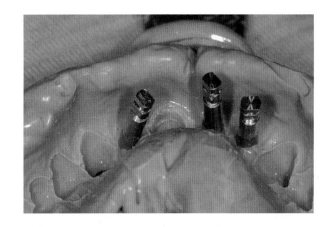

图11.184 在复合基底上制作个性化氧化锆基台

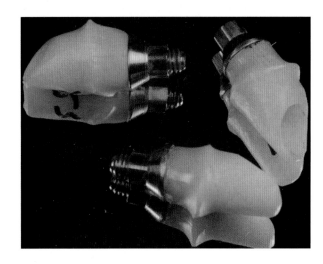

图11.185 基台与冠修复体对接平台的根方轮廓呈凹形，以防止与根盾接触，并为软组织保留足够的空间

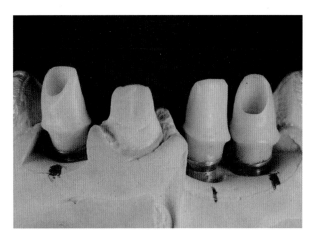

图11.186 旋紧最终的个性化氧化锆基台

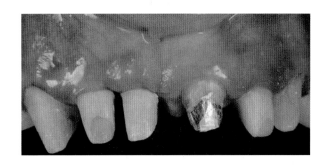

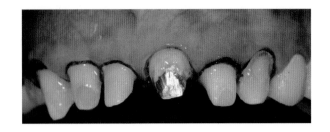

图11.187　制取15和24数字化印模，拟制作上饰面瓷的二硅酸锂修复体

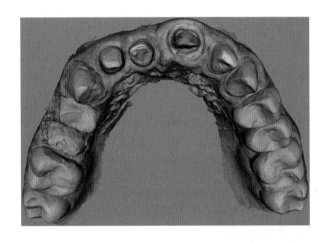

图11.188　数字化扫描以制作最终修复体

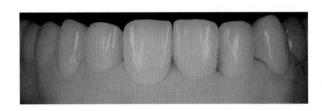

图11.189　在3D打印模型上制作上饰面瓷的二硅酸锂修复体

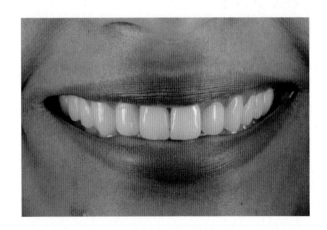

图11.190　术后微笑照显示良好的唇齿关系

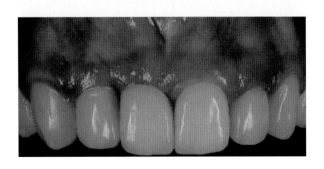

图11.191　术后特写照片显示12和11之间缺少龈乳头，因此近中邻面制作了长的邻接面

图11.192 术后1年口内情况。PET区域颊侧组织轮廓丰满

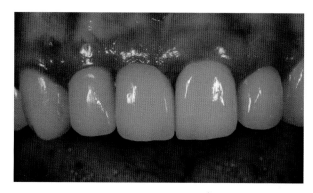

图11.193 1年后的X线片显示稳定的邻间牙槽骨水平

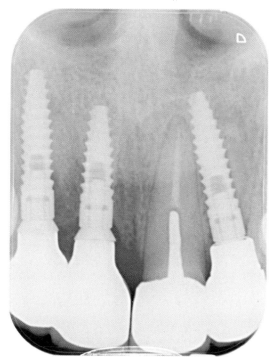

图11.194 1年后22的X线片

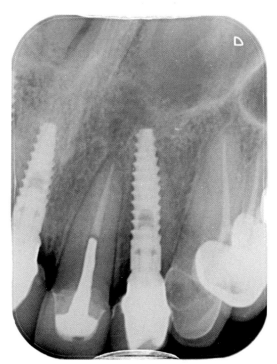

11.8 上颌前牙区根盾/桥体盾/牙根埋入技术

11.8.1 病例10 12及21根盾技术及11桥体盾技术

外科医生：Ali Tunkiwala

修复医生：Ali Tunkiwala

技术室：Danesh Vazifdar，Adaro Lab，孟买

患者，男性，62岁。上颌中切牙及右上切牙无法保留。在右上侧切牙及左上中切牙位置采用根盾种植术结合一次性基台就位的方法修复。右侧中切牙采用了桥体盾技术以维持组织轮廓（图11.195～图11.221）。

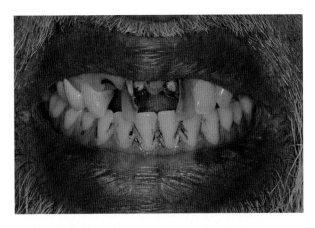

图11.195 术前微笑照显示切牙龋损严重无法保留

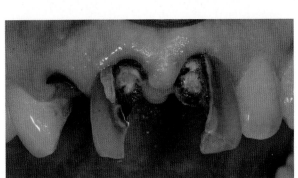

图11.196 12及21拟行根盾技术，11拟采用桥体盾技术

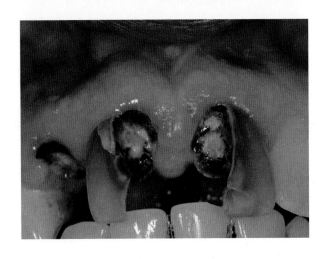

图11.197 术前唇侧原始轮廓，治疗的目标是保持该轮廓突度

图11.198 去除龋坏

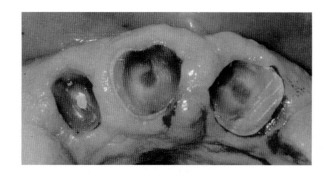

图11.199 水平向分根

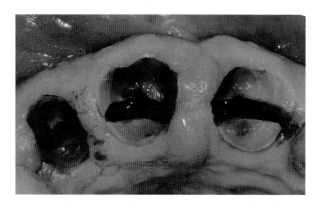

图11.200 制备好的根盾。11有根尖区病变，制备了桥体盾，而没有采用牙根埋入技术

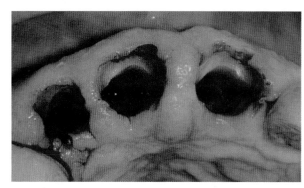

图11.201 拔除牙根的腭侧及根尖部分

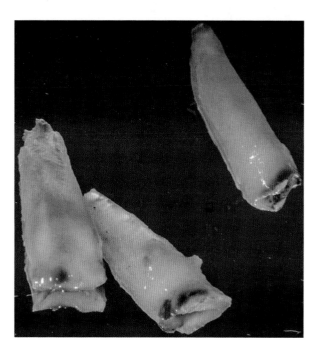

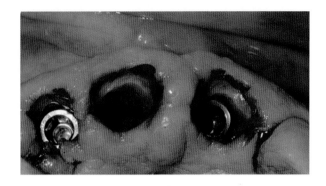

图11.202 植入种植体

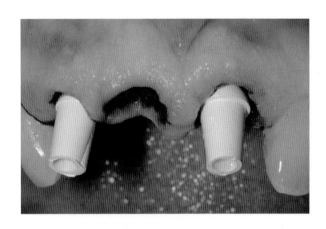

图11.203 Bio-HPP；瓷增强的PEEK材料用于制作一次性就位的永久基台

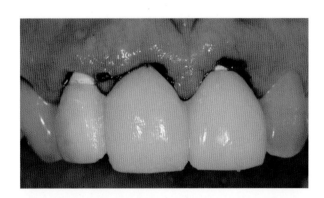

图11.204 使用术前诊断蜡型制作临时修复体。边缘位于龈上，保证牙龈愈合不受余留粘接剂的影响

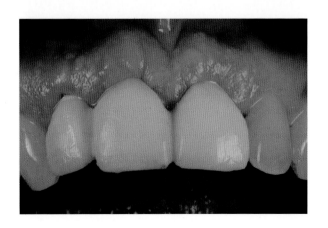

图11.205 4个月后临时修复体及周围组织轮廓

图**11.206** 归功于部分拔牙治疗，缺牙区唇侧轮廓得以保留，并保证了良好的软组织质量

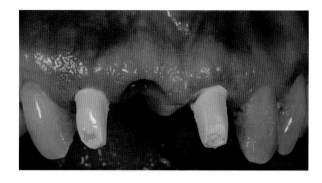

图**11.207** 去除临时修复体后的组织轮廓

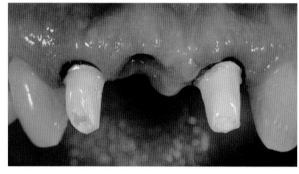

图**11.208** 排龈以获得清晰的基台边缘

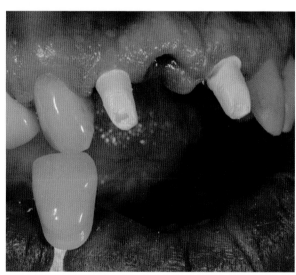

图**11.209** 拍摄比色照片

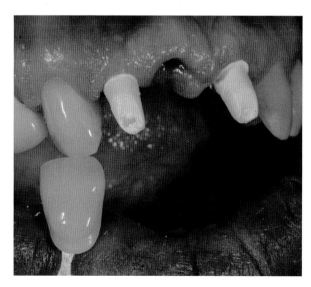

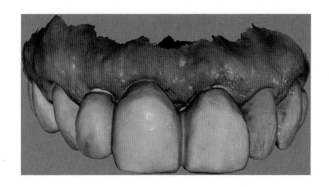

图11.210 对临时修复体进行数字化扫描，作为最终修复体的参考

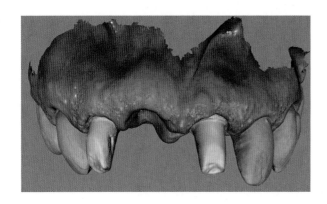

图11.211 最终的数字化印模，用于制作卵圆形桥体设计的三单位桥修复体

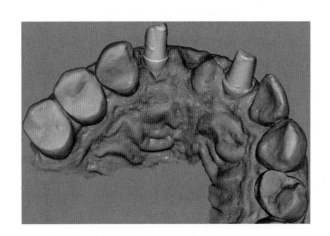

图11.212 腭侧边缘位于龈上1mm，有利于清除余留的粘接剂

图11.213 带有卵圆形桥体的最终二硅酸锂修复体

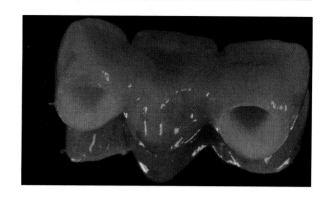

图11.214 在基台上涂一薄层Visio-link粘接剂，光固化90秒

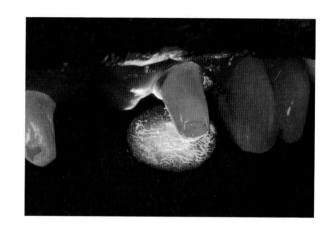

图11.215 术后微笑照

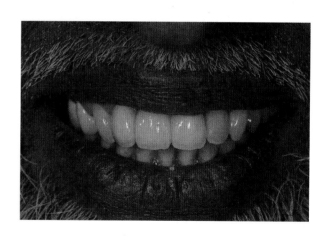

图11.216 最终修复体特写照片。可见良好的组织轮廓。部分拔牙治疗维持了良好的牙龈结构

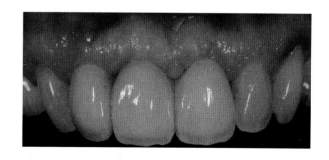

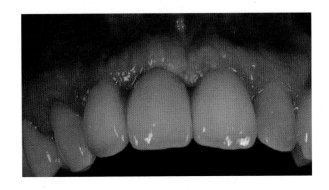

图11.217　最终修复体的口内观。部分拔牙治疗保持了良好的牙龈结构

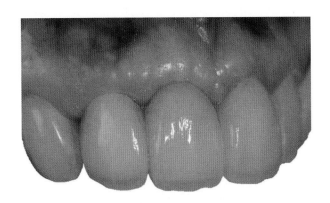

图11.218　特写照片下可见良好的组织轮廓

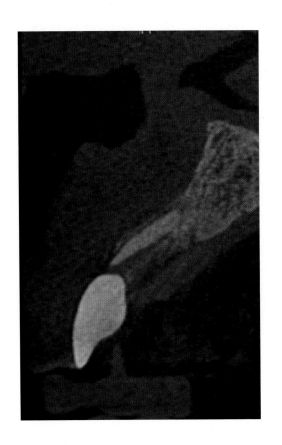

图11.219　11修复后CBCT影像

图11.220 12修复后CBCT影像

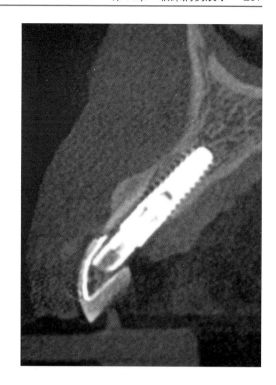

图11.221 21修复后CBCT影像

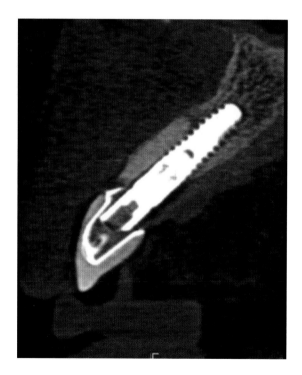

11.8.2 病例11 上颌后牙区根盾技术及牙根埋入技术

外科医生：Udatta Kher

修复医生：Udatta Kher

技术室：Dentech Lab，孟买

患者，女性，65岁。13-17固定桥脱落。该固定桥由3个基牙支持，其中13基牙和17基牙折断无法修复。15基牙先前已接受根管治疗，状况良好。

病例难点：为上颌第二磨牙制作根盾具有较高的技术要求。

13和17行根盾技术；15行牙根埋入技术，为之后的桥体提供良好的组织轮廓。在13、16、17位点植入3颗种植体，用以支持烤瓷熔附金属全冠修复体（图11.222～图11.235）。

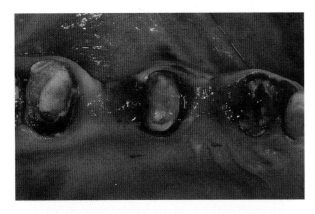

图11.222 脱落的固定桥下方，基牙龋损、折断

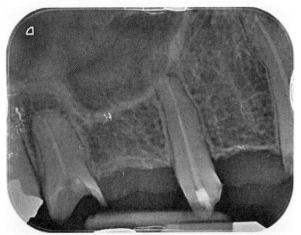

图11.223 X线片显示桥基牙折断，无法保留

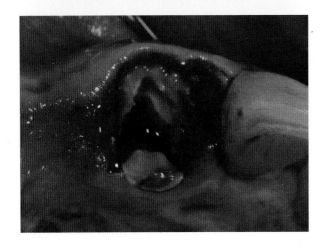

图11.224 近远中向分割13

图11.225 拔除牙根腭侧部分

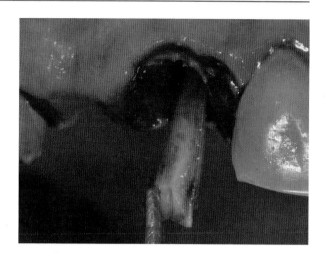

图11.226 13预备根盾，植入种植体

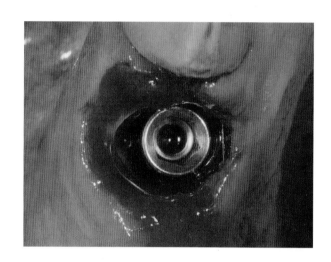

图11.227 17预备根盾，随后采用Densah钻（Versah公司，美国）进行种植窝制备

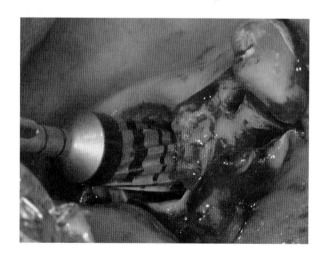

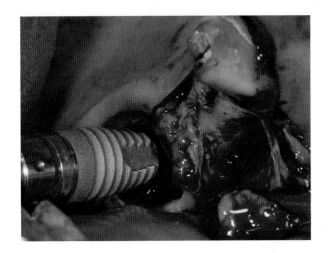

图11.228 在17牙位植入种植体

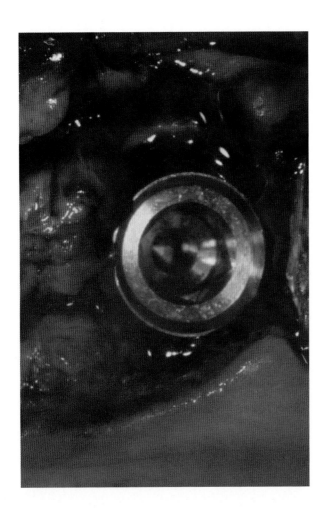

图11.229 17牙位的根盾及种植体

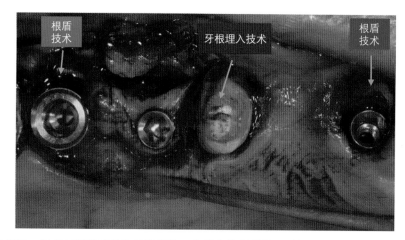

图11.230 13及17的根盾。保留15用于支持临时修复体。在最终修复前将15牙根埋入

图11.231 牙槽窝放置胶原海绵，缝合创口

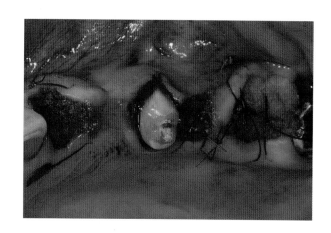

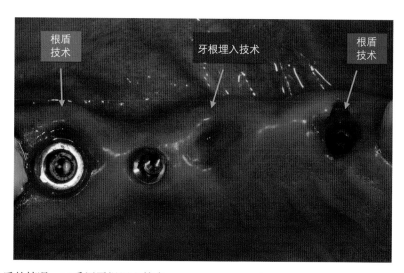

图11.232 完全愈合后的情况。15采用牙根埋入技术

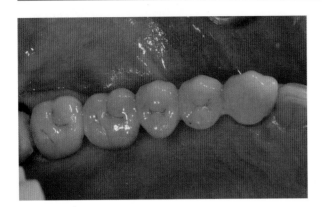

图11.233　最终的烤瓷熔附金属全冠修复体

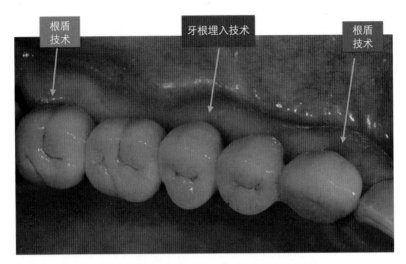

图11.234　术后显示在PET位点有良好的组织轮廓。注意14和16位点的牙槽嵴变化

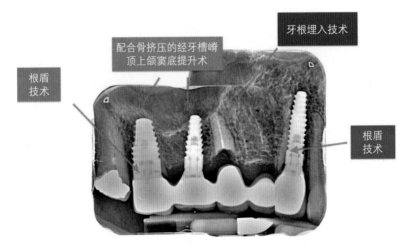

图11.235　牙根埋入术后戴入最终修复体的X线片

11.8.3 病例12 前牙区多颗牙根盾技术及桥体盾技术

外科医生：Udatta Kher

修复医生：Ali Tunkiwala

技术室：Adaro Dental Lab，孟买

患者，男性，65岁。所有上前牙全冠破损，边缘不密合。基牙龋损严重无法保留。13、12、11、21和22须拔除。除11采取桥体盾技术外，其余牙齿采取根盾技术。采用一次性安放永久基台理念制作临时修复体，并在骨结合完成后，制作最终的二硅酸锂修复体（图11.236~图11.264）。种植体及修复组件由德国Bredent Medical公司提供。

图11.236 术前微笑照显示上下颌牙齿的修复体

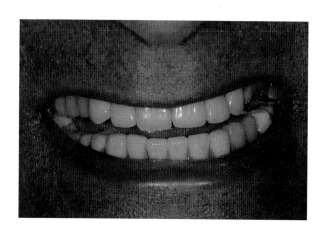

图11.237 13、12、11、21和22的牙体组织破坏严重，易折裂。11有根尖病变，并且有临床症状

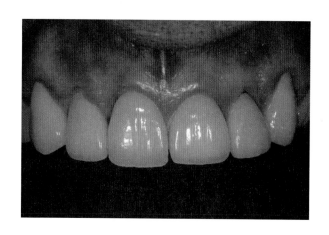

图11.238 唇侧轮廓良好，需要维持

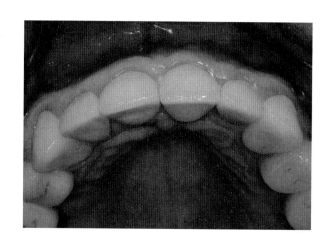

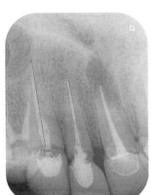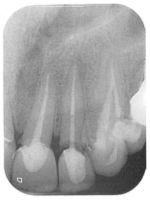

图11.239　术前X线片显示修复体下方牙组织结构不佳，骨内可见根尖周病变

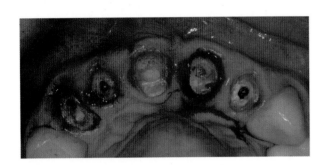

图11.240　去除所有不良修复体，基牙缺损严重

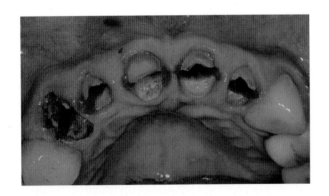

图11.241　开始进行部分拔牙治疗

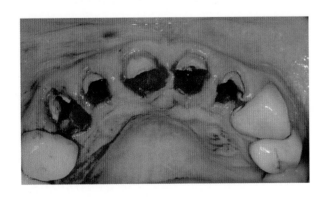

图11.242　拔除腭侧及根尖区牙体组织

图11.243　预备完成的根盾。11制备桥体盾

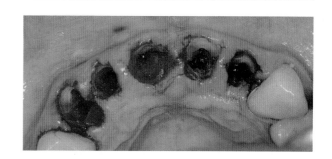

图11.244　术中X线片可见牙齿部分拔除后，种植体植入前，已经去除了所有根充材料

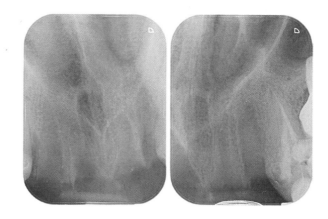

图11.245　在预先设计好的位置植入种植体

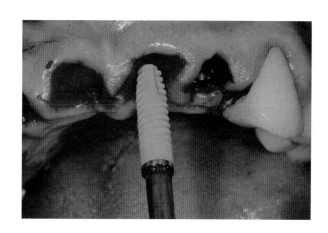

图11.246　11预备桥体盾。其余牙齿为根盾，即刻植入种植体

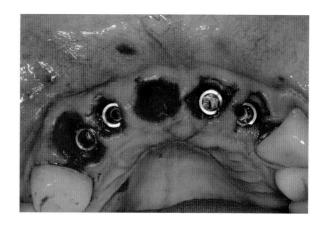

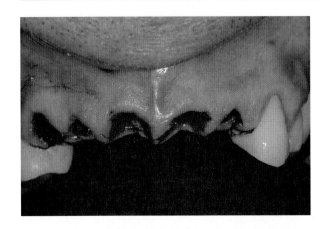

图11.247　治疗过程创伤小，组织轮廓得以保存

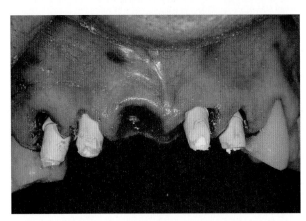

图11.248　最终将Bio-HPP基台作为永久基台一次性放置于4颗种植体上。修改基台形态，为修复体提供空间

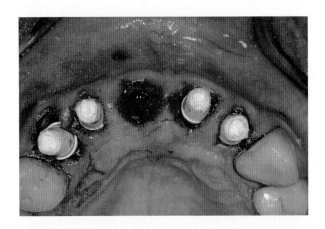

图11.249　咬合面观显示基台与种植体的位置关系，并保留了良好的组织轮廓

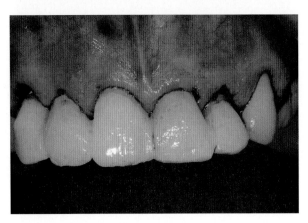

图11.250　临时修复体在椅旁即刻粘接

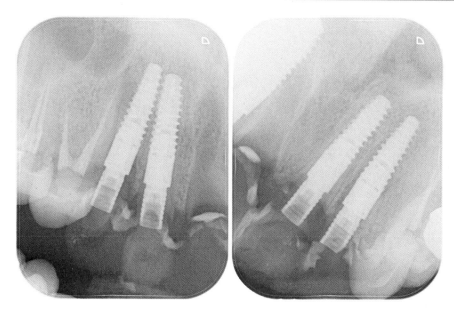

图11.251 术后X线片

图11.252 72小时后，临时修复体与种植体周围组织整合良好

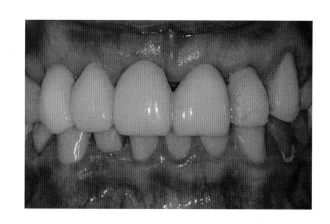

图11.253 4个月后去除临时修复体，显示种植体周围组织结构保存良好

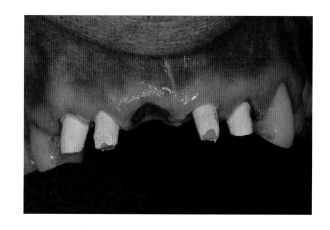

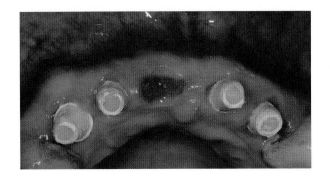

图11.254 4个月后咬合面观，唇侧组织轮廓丰满

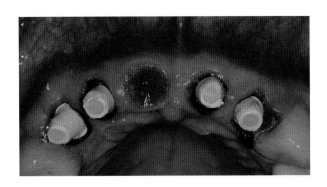

图11.255 采用干燥的排龈线进行排龈，以记录基台的边缘，制作最终的粘接固位修复体

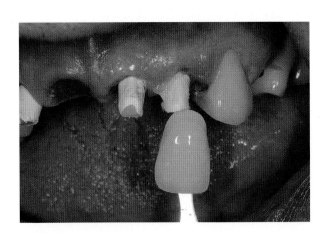

图11.256 比色照片

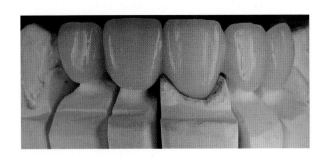

图11.257 最终的二硅酸锂修复体

图11.258　12、11以及21为三单位桥，其余牙齿为单冠

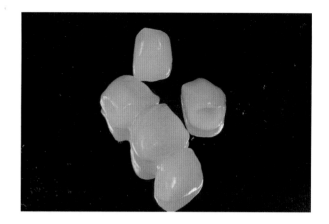

图11.259　术后口内观

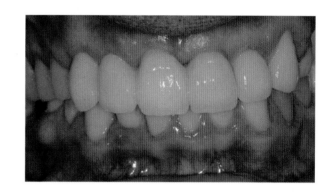

图11.260　术后特写照片可见修复区域有良好的组织水平及轮廓

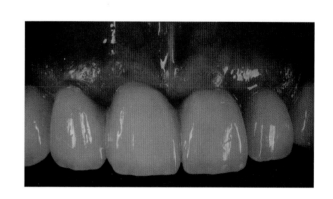

图11.261　修复后特写照片显示组织轮廓保存良好

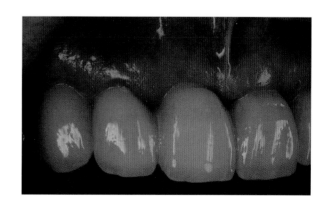

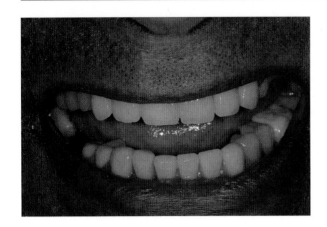

图11.262　术后微笑照

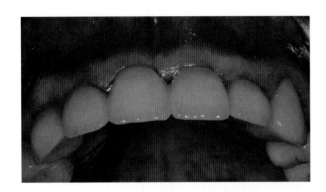

图11.263　术后组织轮廓表明，PET可以获得理想的美学效果

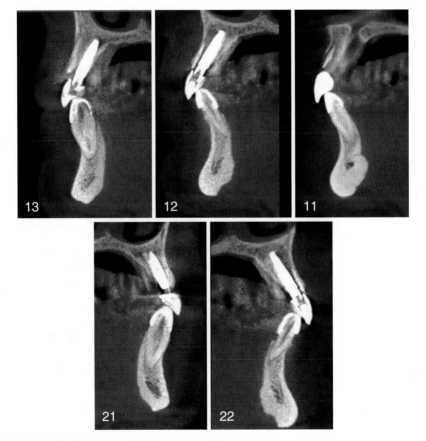

图11.264　部分拔牙治疗及种植修复后，每颗牙齿的CBCT影像

11.8.4 病例13

外科医生：Udatta Kher

修复医生：Udatta Kher

技术室：Katara齿科技术室，浦那

患者，女性，60岁。前牙固定桥修复失败。摘除前牙固定桥后，见14、22和23可以采取桩核冠修复。11、13和21由于缺少牙本质肩领，龋损至龈下过深而无法保留。

对13、21行根盾技术，植入种植体。将11的牙根埋入骨内，用旋转腭侧带蒂软组织瓣覆盖封闭拔牙窝。在愈合期间，14、22和23用于在治疗过程中支持临时修复体。

采用上饰面瓷氧化锆制作种植体支持的最终修复体，14、22和23行全冠修复（图11.265~图11.279）。

图11.265 术前口内情况：失败的前牙桥修复体

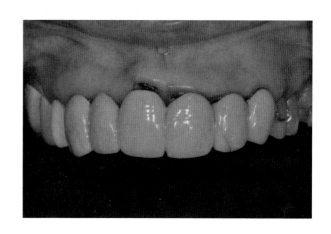

图11.266 术前13及21的CBCT影像

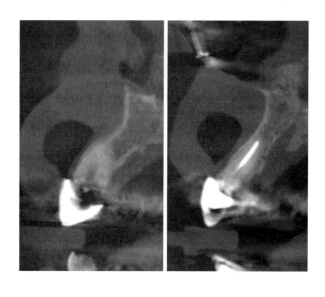

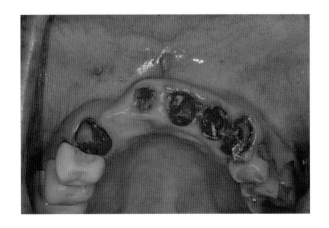

图11.267 基牙龋损严重。13、11和21有龈下龋损，且缺少牙本质肩领

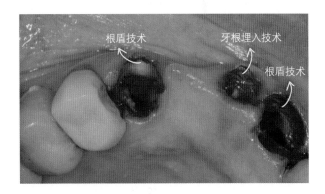

图11.268 13和21制备根盾。11行牙根埋入技术

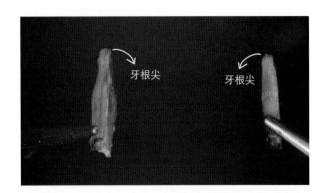

图11.269 拔除部分牙根，图示为拔除的牙根尖部分

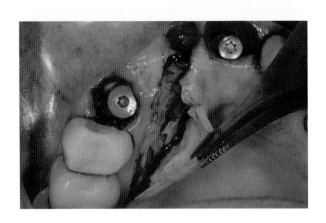

图11.270 13及21制备根盾，并植入种植体。腭侧翻半厚瓣以获取结缔组织移植物

图11.271　制备带蒂的腭侧结缔组织移植物

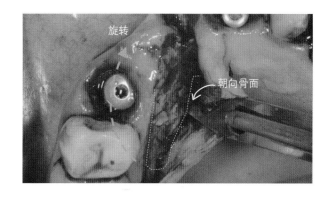

图11.272　旋转腭侧带蒂瓣

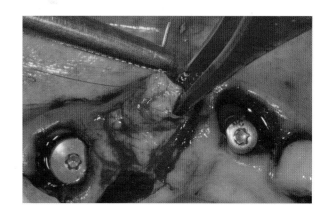

图11.273　结缔组织瓣覆盖埋入的牙根。缝合受植区及供区

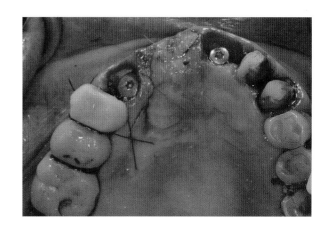

图11.274　牙支持的临时修复体

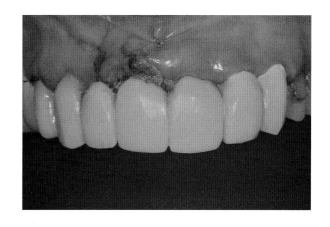

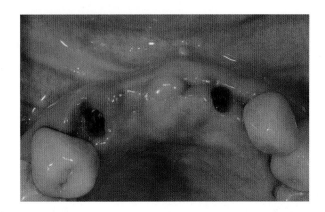

图11.275 术后4个月，去除愈合基台

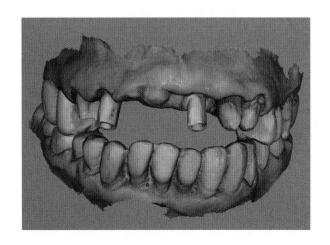

图11.276 口内扫描制作最终修复体

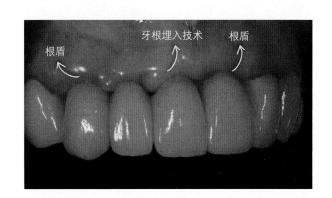

图11.277 种植体支持的最终修复体

图11.278 修复后X线片

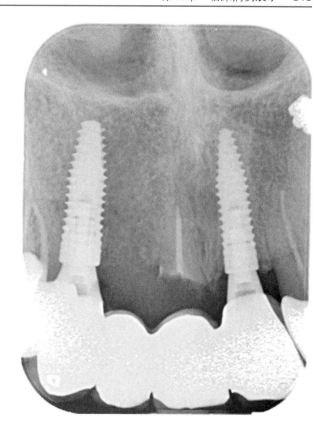

图11.279 术后照片可见健康的种植体周围软组织轮廓，修复体穿龈轮廓良好

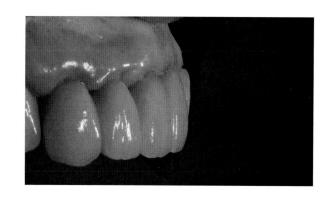

这项工作的汇编是一群临床医生的小小尝试，他们已临床实践并记录PET病例超过7年的时间。通过选择合适的病例，严格遵循技术指南，并在修复阶段注意每个细节，这些临床专家在完成这些治疗时获得了很高的临床成功率。他们相信PET将成为未来种植修复技术的首选方法。

虽然在过去几年中这些技术已被广泛发表，但如有精心设计的临床研究和长期随访，其循证水平会有进一步加强的空间。